Zu diesem Buch

Das kleine Spaßvirus Puck führt Kinder auf eine Entdeckungsreise in den Körper von Max und Anna, und mit den Eltern, Erzieherinnen und Lehrern gemeinsam erfahren sie viel Neues und Spannendes über Mund und Mandeln, Sodbrennen und Vitamine, Magenpförtner und starken Druck im Darm. Außerdem gibt es einen Comic, den die bekannte Berliner Kinderbuchillustratorin Cleo-Petra Kurze gezeichnet hat. Dieses Mal erlebt Puck den Kampf zwischen Freßzellen und den «Freien Radikalen» und landet schließlich wieder außerhalb von Max. Neben den aufregenden Abenteuern in Speiseröhre, Magen und Darm gibt es Tips fürs richtige Essen, Hinweise auf nützliche Aktionen und viele Rezepte.

Ewa Rossberg, Jg. 1941, eine Tochter. Nach Lehre, Bürotätigkeit und dem Studium der Sozialpädagogik arbeitete sie lange Jahre als freie Journalistin, Hörspiel- und Buchautorin. Seit 1991 macht sie die Öffentlichkeitsarbeit in einer regionalen AOK. In der Rowohlt-Reihe «Mit Kindern leben» ist ihr Buch «Musik machen mit Kindern. Verrückte Noten, Hörstücke, tönende Spiele» (rororo Nr. 8542) erschienen, außerdem sind drei weitere Bände «Mit Kindern auf Entdeckungsreise im Körper» lieferbar.

Anregungen und Kritik bitte an folgende Adresse:
Büro für wissenschaftliche Publizistik
Dr. Horst Speichert,
Teutonenstr. 32 b,
65187 Wiesbaden.

Hier erhalten Sie auch gegen Voreinsendung eines als Drucksache frankierten DIN-A6-Umschlags einen Prospekt der Reihe «Mit Kindern leben».

Ewa Rossberg

UNSER KÖRPER:
Ernährung und Verdauung

Mit Kindern auf Entdeckungsreise

Comic Cleo-Petra Kurze

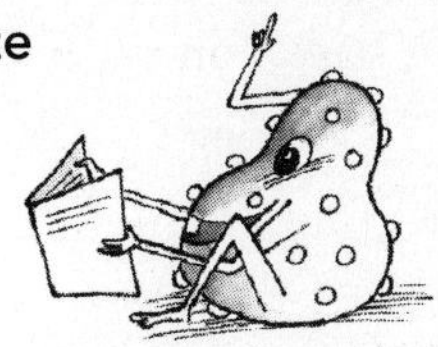

rororo

Rowohlt

rororo Mit Kindern leben

Herausgegeben von Bernhard Schön und Horst Speichert

Redaktion Bernhard Schön

Illustrationen Cleo-Petra Kurze, Berlin

Originalausgabe

Veröffentlicht im Rowohlt Taschenbuch Verlag GmbH,

Reinbek bei Hamburg, Oktober 1995

Umschlaggestaltung: Peter Wippermann/Jürgen Kaffer

(Illustration Cleo-Petra Kurze)

Satz Bembo und Avenir (PostScript QuarkXPress 3.3)

Lithographie des Tafelteils

Repro Studio Kroke und Leppin GmbH, Hamburg

Gesamtherstellung Clausen & Bosse, Leck

Printed in Germany

1690-ISBN 3 499 19720 0

Für Katja

Mit einigem Herzklopfen habe ich – ein medizinischer Laie – dem ärztlichen Befund von Frau Dr. Hildegard Linck entgegengefiebert. Sie hat Puck gründlich untersucht und schließlich (nach einigen Abstrichen und ambulanten Eingriffen) ohne medizinische Bedenken für den Büchermarkt freigegeben. Herzlichen Dank auch meiner Tochter Katja: Nicht nur, daß sie mir die Recherchier- und Schreibarbeiten abgenommen hat – ihre witzigen Ideen und ihre herzhafte Kritik haben Puck so manches Mal auf die Sprünge geholfen. Nicht zuletzt gilt mein Dank der AOK Baden-Württemberg; meine Arbeit für die «Gesundheitskasse».

Ewa Rossberg

Inhalt

Das Abenteuer beginnt

Wer ist Puck?

Puck (lat. pucculus juxus) ist ein winziges Spaßvirus, das es streng wissenschaftlich betrachtet gar nicht geben dürfte. Puck ist völlig harmlos und befällt mit Vorliebe spielende Kinder. Symptome für eine Ansteckung mit pucculus juxus sind glänzende Augen und ein ansteckendes Lachen. In seinen Noppen hat Puck eine Menge an spannenden und interessanten Informationen versteckt, dazu eine Menge Spielideen und lustige Vorschläge.

Puck ist (wie unser Comic in der Mitte des Buches erzählt) einem alten Gelehrten vom Labortisch gehüpft und mitten im Mund von Max gelandet. Max ist der Lieblingsenkel von Prof. Puckelius, dem unbekannten Virusforscher. Außerdem ist Max acht Jahre alt, ein schlimmer Fresser und ein – nun, sagen wir mal: mäßiger Schüler. Nicht nur, daß Max keinen blassen Schimmer vom Rechnen hat – er hat auch keine Ahnung, was in seinem Körper an spannenden und aufregenden Dingen passiert. Und es wird eine Menge passieren, bis der Max sich so vernünftig ernährt wie vorn auf unserer Zeichnung. Was alles passiert, erfahren wir von Puck. Was sonst als ein Virus könnte die phantastischen Geschichten aus dem Körper von Max ans Tageslicht bringen…?

Damit auch die Erwachsenen aus dem Staunen nicht herauskommen, haben wir noch eine ganze Menge Zusatzinformationen in kleine Container geladen.

Und nun kann die Entdeckungsreise in unserem Körper losgehen. Viel Spaß mit Puck!

«Und ich bin mittendrin»

Es ging alles so schnell, daß Puck nicht einmal seine Noppen einziehen konnte. Auf. Zu. Schnapp. Und weg war er! Aber wo?

Ein warmer Spritzer näßte ihn von Kopf bis Fuß... und noch einer... und noch einer... Alles um ihn herum war in Bewegung. Etwas Weiches, aber ungeheuer Kraftvolles traf ihn am Kopf. Puck wurde angehoben, herumgewälzt und gegen eine glatte, steile Wand gepreßt.

Erschrocken suchte er Schutz – und fand ihn in einem winzigen, schartigen Loch in der Wand. Puck zog sein eingeklemmtes Beinchen aus dem Spalt und riskierte einen Blick in die Tiefe. Unter ihm wimmelte es von unzähligen kleinsten Lebewesen, noch viel kleiner als er selbst. Manche hingen wie Trauben an irgendwelchen Brocken, die – Puck konnte nicht erkennen, wie – zusehends kleiner wurden. Die Winzlinge waren sehr beschäftigt; sie schluppten und schleppten, keilten und zerteilten, schauten und bauten. Andere wiederum schienen sich erbittert zu bekämpfen. Es war ein Gewimmel und Gedrängel wie in einem wildgewordenen Ameisenhaufen.

«Hey», rief Puck einem Winzling zu, der geradewegs auf ihn zugeschleudert kam, «was machen die da?»

«Ach», japste der Ankömmling und versuchte, in Pucks Unterschlupf Fuß zu fassen, «das sind feindliche Stämme.» Der Winzling platschte herein, und sogleich bildeten sich Pfützchen um ihn herum. «Entschuldige bitte mein Triefen», sagte er höflich, «ich bin ein Speichelenzym.» Sprach's und machte es sich in seiner eigenen

Pfütze bequem. «Ein was???» staunte Puck. «Ich bin ein Ernährungshelfer; etwas, das teilen, spalten, zersetzen und sortieren kann. Es gibt hier Unmengen von meiner Art. Wir sorgen dafür, daß die Nahrung zerteilt und verwertet wird und daß die bösen Keimlinge nicht ins Innerste gelangen.» Puck horchte auf. «Böse Keimlinge? Richtig böse Keimlinge?»

«Genaugenommen leisten wir hier oben die Vorarbeit für die da unten», fuhr der Naßwinz tropfend fort. «Wer sind denn die da unten?» fragte Puck. «Na, die Magen- und Darmbewohner. Wer sonst?» – «Klick» machte es in Pucks Köpfchen. «Ach», rief er aufgeregt, «dann bin ich hier wohl im Mund von jemand gelandet?» – «Genau», bestätigte das Enzym, «du bist hier in der Mundhöhle von Max. Ein saurer Arbeitsplatz, kann ich dir sagen... Brrr!» Das Enzym schüttelte sich und glitt schnell zur Seite. Krachend landete eine Ladung Bonbons im Mund. «Mit dem Zeug wird er uns noch alle umbringen», verkündete der Winzling düster, «die Zähne sind jetzt schon hin. Beinah jedenfalls. Naja, du siehst es ja selbst – schließlich sitzt du mittendrin.» Aber Puck hörte gar nicht mehr richtig hin; er reckte den Hals und bekam Stielaugen. «Unglaublich, was hier abgeht», stammelte er hingerissen. «Und ich mit mittendrin!»

Kapitel 1 Essen

Im Mund

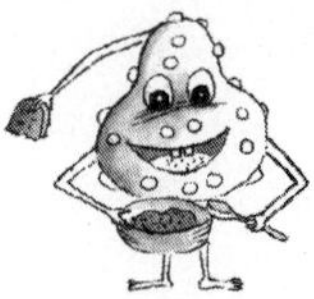

«Hey, was macht ihr da?!» schrie Puck die Zähne an. Um ihn herum krachte und splitterte es. «Siehst du doch. Wir kauen», knirschten die Zähne. «Aber doch nicht Bonbons!» ereiferte sich Puck. «Damit schadet ihr euch!» – «Max zwingt uns dazu.» Die Zähne zertrümmerten eine neue Ladung Fruchtbonbons; eine klebrige rote Soße quoll zwischen ihnen hervor und tropfte vor Pucks Unterschlupf herunter.

«Z-Z-Z-Z-Z-uckersirup», stammelte das Speichelenzym entsetzt und klammerte sich an Pucks Noppen. «Hört auf damit. Sofort!» Puck war außer sich und hörte deshalb nicht gleich hin, als eine markige Stimme aus der Tiefe drang: «Reg dich nicht auf, Kleiner. Alles geht seinen Gang.» Puck schaute sich suchend um. Weit und breit war niemand zu sehen, dem solch eine Stimme gehören konnte. «Zähne kommen und gehen», tönte es tief, «und irgendwann ist es dann Zeit für die dritten Zähne... dann ist sowieso Schluß mit dem Zerbeißen von Bonbons.» Puck und das kleine Enzym blickten verwundert in die Runde, nach oben, nach unten... Nichts.

«Ihr könnt mich nicht sehen», klang es herauf, «ich bin ein Weisheitszahn und werde erst in fünf Jahren zum Vorschein kommen. Aber ich weiß ganz genau, was da oben faul ist.»

«Kannst du den Zähnen nicht sagen, daß sie aufhören sollen, diese gräßlichen Bonbons zu kauen?» fragte Puck den Unsichtbaren. «Laß sie kauen», kam es aus der Tiefe des Gaumens, «Kauen ist ihre Bestimmung.»

«Aber sie kauen das Falsche!» empörte sich das Enzym. «Ich weiß. Ich weiß», sagte der Weisheitszahn. «Menschen sind oft sehr unvernünftig. Das war schon immer so. Essen das Falsche. Trinken das Falsche. Obwohl sie meistens wissen, was das Richtige ist. Auch Max weiß ganz genau, daß Bonbons Zahnkiller sind.»

«Und nicht nur seine Zähne werden leiden», prophezeite der Weisheitszahn, «der ganze Stoffwechsel wird in Mitleidenschaft gezogen.» Puck horchte auf. «Was ist denn das: Stoffwechsel?» fragte er neugierig.

Gut gekaut ist halb verdaut

Stimmt. Verdauen beginnt mit dem Kauen. Mit dem Zerkleinern der Speisebrocken wird die Verdauung der Kohlenhydrate eingeleitet. Dabei spritzen aus winzigen Düsen unter der Zunge und in den Backentaschen Speichelfontänen hervor und machen den Bissen naß, damit er sich besser zerkleinern läßt und rutschen kann. Die im Speichel enthaltenen Enzyme entziehen den Lebensmitteln – z. B. Brot und Kartoffeln – bereits beim Kauen die Stärke und wandeln sie in Zucker um. Beim Brot kann man das sogar schmecken: Wer lange genug auf einem Stück Brot herumkaut, bekommt einen süßen Geschmack im Mund.

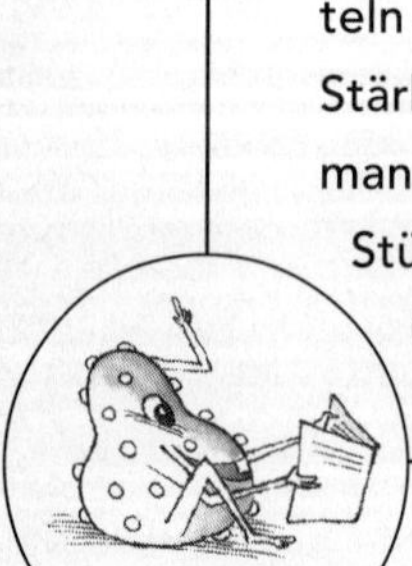

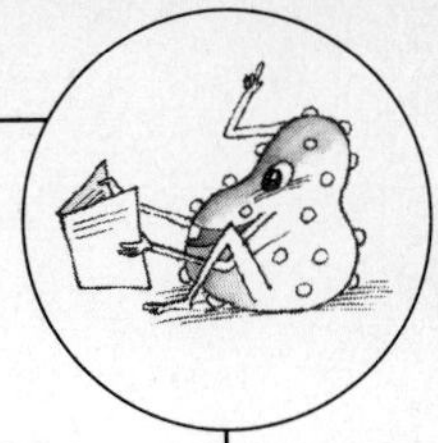

Was sind Kohlenhydrate?

Kohlenhydrate sind energiereiche Einfach- oder Mehrfachzucker und bilden den Hauptbestandteil der meisten pflanzlichen Nahrungsmittel. Die meisten Nahrungsmittel enthalten eine Mischung aus Kohlenhydraten, Fett, Proteinen (Eiweiß-Bausteinen), Mineralen und Vitaminen. Manche bestehen jedoch zum größten Teil aus einem dieser Bestandteile: Zucker zum Beispiel ist ein reines (leeres) Kohlenhydrat. Butter besteht hauptsächlich aus Fett. Wer dauernd «süße Sachen» mit Fett und Zucker vertilgt, kann zusehen, wie er zunimmt, während der Körper schlapp und schlapper wird.

«Oh, das ist eine sehr, sehr komplizierte Angelegenheit...» Vor dem Versteck begannen wieder Kämpfe zu toben. Puck und das Speichelenzym legten sich auf den Boden, um den Weisheitszahn besser hören zu können. Der machte erst mal eine lange Denkpause. «Wie soll ich es sagen? Stoffwechsel ist Leben – und Leben ist Stoffwechsel. Alles, was der Max so ißt, wird in seinem Körper umgewandelt – und zwar in Zucker. Das ist sozusagen der Betriebsstoff für alles, was abläuft. Fürs Denken, fürs Wachsen, fürs Spielen, fürs Lernen – einfach für alles!»

«Das verstehe ich nicht», ereiferte sich Puck, «wenn dieser Stoffwechsel alles in Zucker verwandelt, dann kann der Max doch gleich Zucker essen.» – «Ja», sagte der Weisheitszahn, «Das ist ja gerade das Komplizierte. Zucker und Zucker sind ganz verschiedene Dinge. Nur der Zucker, den sich der Körper selber aus der Nahrung herstellt, ist guter Zucker. Denn wenn beim Stoffwechsel die Stärke aus der Nahrung herausgeholt und in Zucker umgewandelt wird, dann fallen dabei auch andere wichtige Nährstoffe für den Körper ab. Vitamine, Mineralstoffe und Eiweiß zum Beispiel. Aber das bunte Zuckerzeug macht nur fett und elend und hat sonst nichts zu bieten. Alles leere Kohlenhydrate. Alles nur Schrott.»

«Kapier ich nicht», sagte Puck betrübt. «Es ist auch sehr schwer zu verstehen», erwiderte der Weisheitszahn. «Stell dir einfach mal vor: alles, was der Mensch ißt und trinkt, geht ihm in Fleisch und Blut über. Und damit das geschehen kann, muß es erst mal verkleinert, verdünnt und aufgelöst werden – sonst kann es vom Blut nicht transportiert werden. Zu den Haarwurzeln zum Beispiel oder zu den Fußnägeln oder wo es sonst überall gebraucht wird. Denn...»

Biotop Mundhöhle

Die gesunde Mundhöhle beherbergt etwa 100 Billionen Mikroorganismen – kleinste Lebewesen, die in vier Klassen unterteilt werden: Bakterien, Pilze, Protozoen und Viren. Wie in der gesamten Natur, so gibt es auch in der Mundhöhle ein ökologisches Gleichgewicht, das aufrechterhalten werden muß. Denn wenn sich bestimmte Mikroorganismen – zum Beispiel durch falsche Ernährung – plötzlich radikal vermehren, kann dies Schleimhauterkrankungen auslösen. Im ständigen Kampf strebt jede Art die Vorherrschaft an, indem sie der anderen die Nahrung streitig macht, sie verzehrt oder durch Giftstoffe dezimiert. In einer gesunden Mundhöhle gewinnt keine Art die Oberhand.

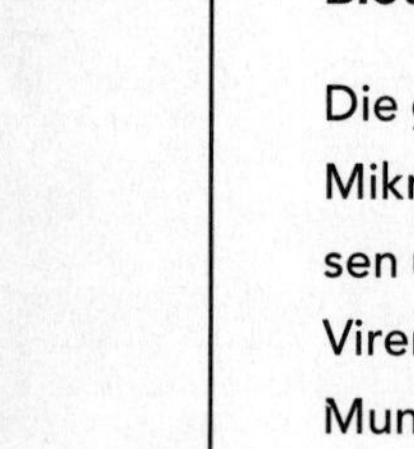

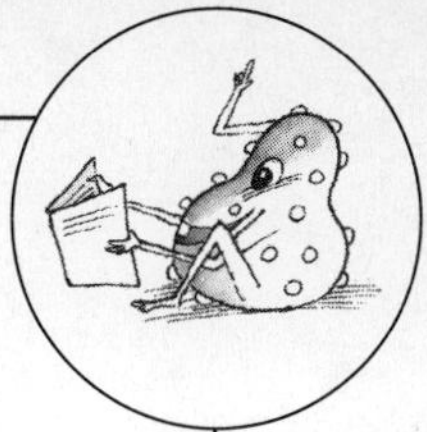

Was sind Vitamine?

Vitamine sind die äußerst vitalen Mitglieder einer dreizehnköpfigen Familie. Jedes einzelne Mitglied der Vitamin-Familie hat ganz spezielle Aufgaben, die von keinem anderen übernommen werden können. Ein paar Beispiele.

Vitamin A: Wichtig für die Augen. **Vitamin B:** Von den B-Vitaminen gibt es eine ganze Gruppe. Sie spielen eine Schlüsselrolle in der Zellteilung und setzen die Energie aus der Nahrung frei. **Vitamin C:** Wichtig für Haut, Sehnen, Bänder und das Immunsystem. Ein Mangel verursacht u.a. Zahnfleisch- und Gelenkblutungen.

Vitamin D: Wichtig für die Knochenbildung. Ein Mangel führt zur Erweichung und Verformung der Knochen (Rachitis): **Vitamin E:** Ist für eine gesunde Fortpflanzung nötig und bremst die Hautalterung. **Vitamin K:** Hilft bei der Blutgerinnung. Ist nur in geringen Mengen in der Nahrung enthalten.

«Also ...», setzte der Weisheitszahn noch einmal zu einer Erklärung an. Aber er kam nicht mehr dazu, sich zu äußern, denn in der Mundhöhle war ein Tumult losgebrochen, der sogar den weisen Zahn verstummen ließ.

«Was haben die denn?» fragte Puck erschrocken und streckte den Kopf aus der Zahnhöhle. «Schlechte Arbeitsbedingungen», murmelte das Enzym.

Bei den Mundbewohnern ging es drunter und drüber. Einige, die hauchdünnen Stäbchen glichen, knickten einfach um und wurden überrollt von kugelförmigen, bunten. Andere erblaßten und sanken entkräftet nieder. Manche waren plötzlich wie vom Mundboden verschluckt. Viele veränderten ihre Form und sahen sich selbst nicht mehr ähnlich. Etliche lösten sich einfach auf – während andere sich vertausendfachten. «Was haben die bloß?» flüsterte Puck, während ihm Tränen des Mitleids in die Augen stiegen. «Frag lieber, was sie nicht haben», flüsterte das Enzym zurück. Die Antwort kam millionenfach und rauschte wie eine Brandung an den Zahnklippen hoch: «Vi-ta-mi-ne! Vi-ta-mi-ne! Vi-ta-mi-ne!»

«Da hörst du's», wisperte das Enzym. «Die schreien nach Vitaminen! Aber ich fürchte, die brauchen noch viel mehr als Vitamine...» Puck guckte verständnislos. «Weißt du, bei den Süßigkeiten, die sie dauernd verarbeiten müssen, produzieren sie so viel Säure, daß es

Zucker im Blut

Im Blut muß stets eine bestimmte Menge Zucker enthalten sein, weil alle Körperzellen ihn brauchen, um ihn in Energie umzuwandeln. Der Blutzuckerspiegel wird reguliert durch eine chemische Verbindung mit dem Namen Insulin, die in der Bauchspeicheldrüse produziert wird. Bei hohem Zuckerkonsum (z. B. durch Süßigkeiten oder zuckerhaltige Getränke) kommt es zu einem sehr schnellen Blutzuckeranstieg. Dadurch wird die Bauchspeicheldrüse angeregt, viel Insulin herzustellen, was den Blutzuckerspiegel schnell senkt. Nach zwei Stunden liegt der Blutzuckerspiegel oft tiefer. Die nun entstandene «Unterzuckerung» führt zu Heiß- und Süßhunger.

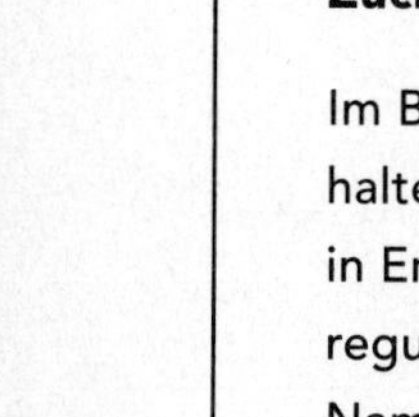

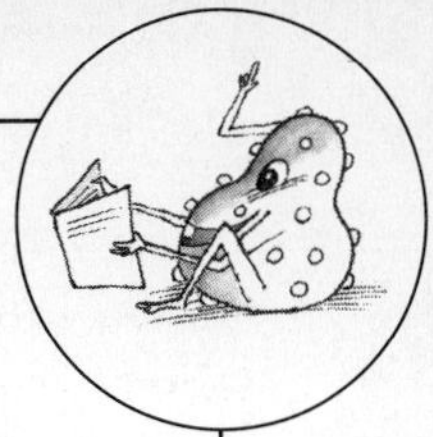

Was sind Kalorien?

Die Kilo-Kalorie ist eine Wärmemaßeinheit und bezeichnet die Energiemenge, die benötigt wird, um die Temperatur von 1 Liter Wasser um 1 Grad Celsius zu erhöhen. Seit 1978 wird die Energiemenge, die menschliche und tierische Organismen aus Nahrungsmitteln gewinnen, nicht mehr in Kalorien (kcal), sondern – international – in Joule (kj) ausgedrückt. 1 kcal entspricht 4,184 kj (aufgerundet beim Rechnen 4,2 kj). 1 kj entspricht 0,239 kcal.

ihnen selbst zuviel wird. Und das bringt sie dann total durcheinander. Heute ist es wieder ganz besonders schlimm...» klagte das Speichelenzym.

«Wahrscheinlich hat Max schon wieder eine Sechs in Mathe gekriegt.» Puck verbog sich zu einem Fragezeichen. Jetzt verstand er überhaupt nichts mehr. Das kleine Enzym aber wuchs mit jeder Erklärung ein Stückchen über sich selbst hinaus. «Wenn der Max 'ne Sechs schreibt und dann Zoff mit seinen Eltern hat, kriegt er so ein Lüstchen.» «Ich kapier das alles nicht», stöhnte Puck, «was hat denn die Sechs mit dem Süßkram zu tun?» «Wenn der Mensch im Leben Saures kriegt, bekommt er Lust auf Süßes», erklärte das Enzym.

«Jedenfalls behaupten das die Jungs von der Bauchspeicheldrüse. Prima Enzyme sind das, aber total überfordert. Die haben schlimme Probleme mit dem Blutzuckerspiegel. Der schwankt wie 'ne Luftschaukel – mal rauf, mal runter.»

Das kleine Enzym hatte sich in Rage geredet. Es spritzte nach allen Seiten. «Das Dumme ist: der Körper braucht ja gar keinen Süßkram! Er kann sich seinen Zucker selber herstellen! Guten Zucker! Und wir Enzyme helfen ihm dabei. Wenn Max in der Schule besser aufpassen würde, wüßte er, daß die Stärke aus pflanzlichen Kohlenhydraten nichts anderes als Zucker ist.» – «Wirklich?» staunte Puck. «Aber dann versteh ich diese ganze Aufregung um den Süßkram nicht... wenn sowieso alles in Zucker ist.» – «Ach, du bist genauso dumm wie Max!» seufzte das Enzym. «Der Zucker in den Früchten und Pflanzen und Getreiden ist der gute Zucker. Der kommt nämlich nie nackt in den Körper, sondern immer hübsch eingekleidet von Vitaminen und Mineralen und Ballaststoffen. Man hat ganz schön zu tun, bis man ihn ausgepult hat. Das hält uns fit und den Körper gesund. Aber der andere – der Haushaltszucker und all das Zeug – schleppt meistens nichts als leere Kalorien ein. Sondermüll! Außerdem ist er ein Vitamin-Räuber schlimmster Sorte.»

Im Rachen

Seit Stunden klebte Puck nun schon am Gaumenzäpfchen – einem rundlichen Gebilde, das über einem Schacht hing – und haderte mit den Mandeln. Die strengen Leib-Wächter am Übergang vom Mund zum Hals waren vor Ärger angeschwollen und verweigerten Puck strikt die Durchreise. «Wir müssen den Rachen vor Entzündungen schützen», behaupteten sie stur, «und solange wir nicht wissen, ob du wirklich so harmlos bist, wie du tust, bleibst du da, wo du bist. Basta.»

Am Anfang hatte es Puck ja noch Spaß gemacht. Denn jedesmal, wenn die Mandeln einen Speisebrocken durchsucht und zum Ab-

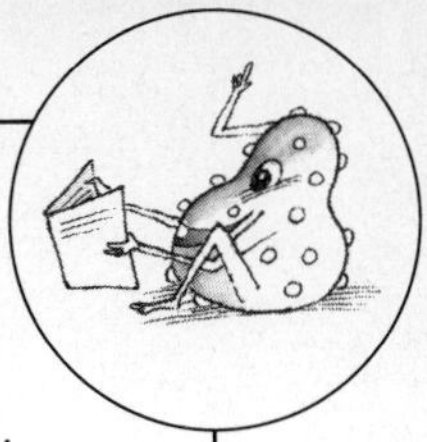

Blinde Passagiere

Jeder Esser nimmt mit seiner Nahrung unzählige körperfremde Eiweiße, Schimmelpilze, Mikroben und andere giftige Erreger auf. Die Verdauung besorgen vor allem die Freßzellen im Dickdarm. Aber auch die Mandeln leisten wichtige Entgiftungsarbeiten.

transport freigegeben hatten – was unglaublich schnell geschah! –, hüpfte das Zäpfchen mit Puck nach hinten und legte sich flach. Das war wie in einer Luftschaukel, nur viel, viel schneller. Doch dann hörte der Spaß auf, und das Zäpfchen hing herunter wie ein nasser Sack.

Puck hatte viel gelernt an diesem langen Tag im Mund von Max. Der Platz, wo Puck sich jetzt befand, hieß «der Rachen» und schien eine äußerst wichtige Kreuzung zu sein. Luft, Nahrung und Spucke – alles kam hier vorbeigerauscht.*

Es mußte Nacht geworden sein. Seit Stunden waren keine Speisebrocken mehr angekommen, nur der Luftstrom glitt sanft an Puck vorbei. Die meisten Mundbewohner hatten sich zur Ruhe gelegt. Wie ein feiner filziger Belag bedeckten sie die Wölbungen der Mundhöhle. Nur vorn, bei den Zähnen, machten sich noch einige dunkle Gestalten zu schaffen. Leise kratzten und schabten sie vor sich hin. Als Puck einmal kurz eingenickt war und die Augen wie-

* Was ein Zäpfchen noch alles kann und was ein Schluckauf ist, wird Puck in einem späteren Abenteuer erfahren (s. rororo Nr. 9722 «Unser Körper: Mund und Zähne»).

der öffnete, schienen sie sich vervielfacht zu haben. Was wohl der Grund für das emsige Treiben der Schaber und Kratzer war?

Puck beobachtete die Mandeln. Die rechte war ganz rot geworden und angeschwollen. An ihrem Rand hatte sich ein kleiner gelber Krater gebildet, und drum herum sprossen winzigste Pilze. «Warum bist du so rot geworden?» fragte Puck. «Ach», seufzte die Mandel, «ich entzünde mich gerade.» – «Und warum tust du das?» fragte Puck. «Weil wir völlig überfordert sind», mischte sich die linke ein, «wir können einfach nicht mehr genug Abwehrkräfte bilden.» – «Eigentlich sind wir nämlich hochspezialisierte Entgiftungs-Experten», erklärte die rote mit dem gelben Fleck, «jedenfalls, solange wir gesund sind. Auf unser Kommando hören viele Millionen von weißen Blutkörperchen, die wir selbst erzeugen. Tapfere Kämpfer, die vor nichts zurückschrecken...» – «Und was ist das da?» fragte Puck und deutete auf den gelben, sumpfigen Fleck. Die Mandel stöhnte auf. «Das ist ja das Schlimme! Mein neuer Entzündungsherd! Lauter abgestorbene weiße Blutkörperchen. Mit anderen Worten: Eiter. Vorher waren sie Abwehrspezialisten – jetzt sind sie der Nährboden für Pilze und Keime. Ich habe in den letzten Monaten zu viele Keime entgiften müssen – jetzt bin ich selbst angegiftet.»

Was ist ein Impuls?

Ein Impuls ist ein spannungsgeladener Prozeß im Körper. Er geht von einer Nervenzelle aus, die vorübergehend eine positive elektrische Ladung hat. Im übertragenen Sinne ist ein Impuls der Anstoß zu einer Tat.

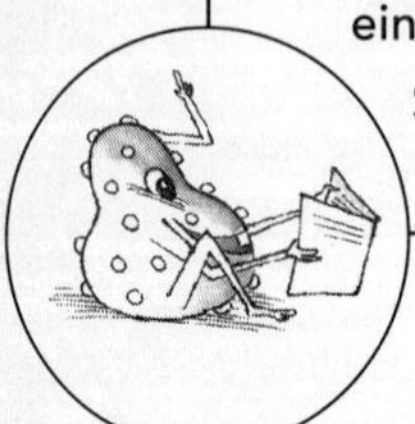

«Ja, diesmal haben eine Menge Blutkörperchen dran glauben müssen», bestätigte traurig die linke Mandel. «Du hast ja gesehen, wie sie zwischen den Speiseladungen herumgerannt sind, um sich die Körperfeinde zu schnappen.» – «Es muß eben alles sehr schnell gehen bei uns», fügte die rechte hinzu, «und deshalb gelingt es immer ein paar Millionen Schädlingen, an uns vorbeizuschlüpfen.»

Puck klebte noch immer am Gaumenzäpfchen und hing seinen Gedanken nach. «Sagt dem Max denn niemand, wie wichtig die Gesundheit ist? Und wieviel Spaß es macht, gesund und munter zu sein?» fragte er schließlich die dösenden Mandeln.

«Ach», seufzten die Mandeln, «das kriegt der Max andauernd zu hören, wie wir von den Ohren wissen. Aber er hört nicht drauf.» – «Die meisten Menschen hören nicht auf gute Ratschläge», meinte die rechte Mandel bekümmert. «Erst wenn ihre Gesundheit im Eimer ist, fangen sie an, darüber nachzudenken.» Pucks Gedanken schlugen Purzelbäume. Es muß doch eine Möglichkeit geben, die kranke Mandel vor einer Operation zu retten! Aber wie? «Vielleicht müßte ja was im Kopf passieren», rief Puck. «Ein Umdenken oder so was.» – «Schon recht», nickte die kranke Mandel, «aber das mit dem Umdenken ist so eine Sache. Der gute Vorsatz reicht nicht. Das, was das Umdenken auslöst, muß nämlich von ganz tief innen kommen.» – «Das Problem ist, daß niemand weiß, wie so was funktioniert», fiel die andere Mandel ein, «und niemand weiß, wo so was zu finden ist. So ein Auslöser. Manche nennen es einen Impuls – aber keiner von uns hat je einen Impuls zu sehen bekommen.»

«Da muß was getan werden!» Pucks Kulleraugen funkelten; er spürte, wie unbändige Abenteuerlust in seinen Noppen juckte. Und dann machte Puck den Mandeln einen Vorschlag, auf den er noch lange stolz sein sollte – denn es war der Anfang von einem

Abenteuer, das noch kein Spaßvirus (geschweige denn ein ganz gewöhnliches Virus) je erlebt hatte. Puck blickte erst zur linken Mandel, dann zur rechten Mandel – und dann sprach er mit feierlicher Stimme: «Wenn ihr mich durchlaßt, werde ich den Impuls suchen. Und so wahr ich ein Spaßvirus bin: Ich werde ihn finden!»

Die Mandeln zogen sich zur Beratung zurück. Schließlich schwollen sie gemeinsam an und sprachen gleichzeitig: «Gut. Aber vorher mußt du eine Aufgabe erfüllen.» Es folgte eine bedeutungsschwere Pause. «Du mußt dich bei den Mundbewohnern erkundigen, was beim Essen besonders wichtig ist – damit du dem Impuls sagen kannst, worauf es ankommt, falls du ihm wirklich begegnen solltest.»

«Nichts leichter als das!» freute sich Puck und machte sich schnurstracks auf den Weg. Drei Tage und drei Nächte stöberte er in den verschiedenen Regionen des Mundes herum. Puck kroch in Krater und Spalten, erklomm Zunge und Zähne – und befragte jeden Mundbewohner, der ihm in die Quere kam. Puck ließ nicht locker. Dann kehrte unser Spaßvirus zu den Mandeln zurück – die Noppen prallvoll mit Informationen.

Puck hatte so viel Wissen zusammengetragen, daß er gar nicht alles aufschreiben konnte (schließlich war Eile geboten). Deshalb machte er eine kurze Liste mit den wichtigsten Auskünften und trug sie zu den Mandeln. Doch bevor er den erwartungsvoll schwellenden Leib-Wächtern sein Ergebnis verkündete, wiederholte Puck die Frage, die er den Mundbewohnern gestellt hatte; sie lautete:

Wie können Kinder ein gesundes Eßverhalten lernen?
Und hier sind Pucks gesammelte Antworten:

- durch Rücksichtnahme auf die Geschmacksvorlieben des Kindes,
- einen abwechslungsreichen Speiseplan (bei dem das Kind ein Mitspracherecht hat),
- regelmäßige Hauptmahlzeiten,
- abwechslungsreiches Abschmecken der Speisen (hier war noch der Vermerk «Mehr Kräuter und milde Gewürze statt Salz» angebracht),
- appetitliches Anrichten («Das Auge ißt mit», stand daneben),
- einen liebevoll gedeckten Tisch,
- ausreichend Zeit zum Essen
- und eine harmonische Tischgemeinschaft («Streit und Tränen verderben den Appetit!» stand dick unterstrichen darunter).

«Interessant», meinten die Mandeln, «das klingt fast so, als hätten sich auch ein paar kleine graue Zellen daran beteiligt.»

«Aber das Wichtigste haben sie doch vergessen!» trumpfte Puck auf, «und deshalb will ich es euch sagen! Das Wichtigste ist die Freude am Essen. Und der Spaß beim Aussuchen und Zubereiten!» Puck holte tief Luft: «Und zum Eßspaß gehört auch, daß die Kinder ihren Teller nicht ratzekahl leeressen müssen. Die Kinder sollen ruhig mal einen kleinen Bissen auf dem Teller lassen – falls zufällig mal ein Spaßvirus daherkommt und was abhaben will!»

Jetzt mußte sogar die kranke Mandel lachen, so sehr hatte Puck sich mit seinen Wackelnoppen ins Zeug gelegt. Bereitwillig gaben die Leib-Wächter den Weg frei. Puck hüpfte zur Speiseröhre, setzte sich auf den Rand und rief winkend: «Tschüs! Ich fahre jetzt Geisterbahn!» Und dann klang nur noch sein juchzendes «Huiiii...» aus der Tiefe – während die Mundbewohner noch schnell ein paar Informationen aufklaubten, die Puck in der Eile verloren hatte.

In der Speiseröhre

Gegen Pucks Rutsch durch die Speiseröhre ist eine Fahrt mit der Geisterbahn total tote Hose. Hier, in der Speiseröhre von Max, wimmelt es nur so von Leben! Von allen Seiten verfolgten neugierige Augen Pucks freien Fall. Aufgescheuchte Schatten huschten über die Tunnelwände, wenn er ihnen zu nahe kam. Und von unten her, aus der Tiefe, drang ihm dumpfes Spotzen und Glucksen entgegen. Alles geschah in Bruchteilen von Sekunden. «Das geht mir zu schnell», dachte Puck und spähte nach einem Halt, «ich will wissen, wer die Gespenster hier sind.»

Der Zufall kam ihm zur Hilfe. Von oben prasselten Bonbonstücke wie Gesteinsbrocken herunter. Puck machte eine Drehung, hechtete zur Seite – und bekam einen winzigen Vorsprung zu fassen, gerade noch bevor ein Bonbonsplitter ihn treffen konnte. Und jetzt sah er auch, daß der schartige Vorsprung an der Röhrenwand eine Narbe war.

«Kein Wunder, daß es hier Narben gibt – wenn dauernd Bonbonsplitter runterfallen», dachte Puck. «Wer weiß, was der Max noch so alles runterschlingt?» Ein brauner Schwall Zuckerbrühe stürzte an Puck vorbei in die Tiefe. «Da kannst du aber froh sein, daß du davon nichts abgekriegt hast», wisperte ein Stimmchen neben ihm. Puck blickte sich um. Graffiti fielen ihm ins Auge: «Wehret den Anfängen.» Gleich dreimal hatte das jemand hingekritzelt, mit drei Ausrufezeichen versehen und dreimal unterstrichen. «Scheint ein beliebter Spruch hier zu sein», ging es Puck durch den Kopf, während er nach dem Stimmchen Ausschau hielt. Dabei fiel ihm die nächste Kritzelei auf: «Der Mensch ist, was er ißt.» – «Leider!» stand als Kommentar daneben. Puck schüttelte den Kopf. Was für ein Spruch! Schließlich war Max ein Menschenkind und kein Pommes. Und kein Schokoriegel.

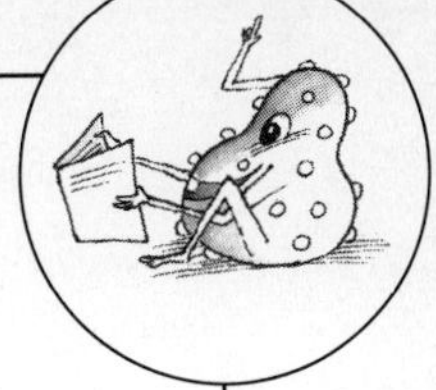

Eine Zelle...

ist die kleinste Struktur eines Lebewesens, die lebensfähig ist. Zellen sind die Grundbausteine, aus denen sich alles Leben entwickelt hat – bis hin zum Menschen.

«Da staunst du, was?» kicherte es unter Puck. «Normalerweise rutscht hier alles gleich runter. Ich bin froh, daß du hängengeblieben bist.» Etwas kitzelte Puck am Zeh – und jetzt erkannte er auch, was es war. In der zernarbten Furche hockte etwas, das wie ein ausgefranster Eierkuchen aussah. «Ich bin ein Zellwinzling», erklärte das helle, zuckende Etwas.

«Und ich bin Puck», sagte er schnell, «ein Spaßvirus auf Reisen.» «Aaah», lachte der Winzling, «deshalb siehst du so spaßig aus. Was sonst hier vorbeikommt, ist meistens schon etwas zerkaut.» Der Winzling betrachtete Puck mit glänzenden Augen. «Und du hast so schöne Noppen. Das gefällt mir! Die Körperfeinde hängen sich immer ein Mäntelchen aus Speisebrei um.»

«Du bist aber auch sehr apart», sagte Puck und machte einen Kratzfuß. «Klein, aber oho! Sind alle Zellwinzlinge so niedlich wie du?» – «Ach, ich finde mich überhaupt nicht niedlich», seufzte der Winz, «und ich bin auch nur so klein, weil ich bei der Zellteilung zurückgeblieben bin.» – «Was ist denn das – Zellteilung?» fragte Puck. «Zellteilung ist der Anfang aller Entwicklung», sagte der Winzling ernst. «Es fängt mit einer einzigen Zelle an – und die teilt sich. Dann sind's schon zwei, die sich teilen. Und dann vier. Und dann acht. Es werden immer mehr... und dann fangen sie an, sich auf ihre besonderen Aufgaben vorzubereiten. Sie spezialisieren sich... und das geht immer so weiter, bis ein lebendiges Wesen entsteht.

Ein Max zum Beispiel. Auch beim Max geht die Zellteilung immer noch weiter… und das verdanken wir Zellen dem Stoffwechsel.»

«Von dem hab ich schon mal was gehört», sagte Puck eifrig. «Ja, der Stoffwechsel», fuhr die kleine Zelle fort, «das ist das größte Wunder überhaupt. Der holt für uns alles aus der Nahrung raus, was wir brauchen – und dann wandelt er es mundgerecht für uns um. Und dann schickt er es mit dem Blutstrom zu uns Zellen – egal, an welcher Stelle wir sitzen, ob im Ohrläppchen oder im kleinen Zeh.»

Puck dachte angestrengt nach. «Aber wenn ihr euch doch immerzu teilt – dann wird der Max ja eines Tages ein Riesen-Max werden! Einfach, weil ihr zu viele geworden seid. Dann muß der Max doch nicht etwa platzen?» – «Nein, nein», lachte der Zellwinz, «es sterben ja auch immer welche von uns ab. Du kannst ganz sicher sein: Es ist immer die richtige Menge von uns vorhanden… falls ein Mensch nicht ganz, ganz krank wird.»

«Und warum bist du zurückgeblieben?» fragte Puck und betrachtete die ausgefransten Ränder der Zelle. «Was heißt das überhaupt – zurückgeblieben? Du bist doch da!» – «Ach», seufzte der Winzling, «das liegt an der Narbe, auf der du sitzt. An dieser Stelle ist vor zwei Monaten eine Ladung Bonbonsplitter heruntergekommen – und einer davon hat die Schleimhaut geritzt. Das Gewebe ist vernarbt. Wir Zellen hier können uns zwar auch noch ein bißchen teilen, aber manche nehmen dabei ganz komische Formen an. So wie ich.»

«Mir gefällt deine Form», versicherte Puck. «Ich bin sehr froh, daß ich dich kennengelernt habe. Und irgendwann werde ich mich bestimmt mal mit der Zellteilung beschäftigen.» – «Juhu», freute sich der Winz, «und ich hab dir den Impuls dazu gegeben!» – «Was sagst du da?!» Puck war wie elektrisiert aufgesprungen. «Wo ist der Impuls? Wo?» Aber der Winzling antwortete nicht. Er war weg. Verschwunden wie ein Spuk. Puck rannte auf der Narbe herum und suchte ihn... als ein fürchterliches Geräusch ihn schier erstarren ließ. Von unten kam es hoch, drohend und brodelnd.

Saurer, beißender Geruch stieg auf. Mit dem Geräusch und dem Geruch quoll eine Masse hoch, die wie zerkochter Abfall aussah. Puck starrte wie hypnotisiert in den Sumpf, der höher und höher stieg. Gerade hatte die Masse den Narbenrand erreicht, als sie mit einem saugenden Geräusch zurückfiel, dorthin, wo sie hergekommen war.

«Das ist ja ätzend», stammelte Puck. «Du sagst es», wisperte der Winzling und kroch aus einer Spalte hervor. «Letztes Mal hätte es mich beinah erwischt.» – «Passiert so was denn öfter?» fragte Puck beunruhigt. «Hin und wieder schon», sagte der Winzling und – schwupps! – war er schon wieder verschwunden. Und wieder stieg es blubbernd aus der Tiefe. Höher. Und höher. Und noch höher. Puck stand mit seinen kleinen Plattfüßen schon mittendrin. Unter ihm wurde es glitschig. Er krallte sich ängstlich an der zarten Schleimhaut fest, die die Speiseröhre rundum bekleidete. Und wieder machte es «Plopp...», und der Sumpf sank; allerdings nur ein Stückchen, dann blieb er stehen. Ringsum erscholl lautes Wehklagen.

«Oweh, jetzt geht es den armen Schleimhäuten wieder schlecht», jammerte der Zellwinzling und streckte vorsichtig den Kopf aus der Narbenspalte. «Und dem Max auch. Der hat jetzt Sodbrennen.» – «Was brennt?» fragte Puck entsetzt und kletterte rasch ein Stück aufwärts. «Ach, es brennt nicht richtig», sagte der Winzling. «So heißt nur das brennende Gefühl in der Speiseröhre, das der Max jetzt hat. Es brennt nämlich wie Feuer, wenn der Mageninhalt hoch kommt und nicht in den Magen zurückdarf.» – «Und warum darf er nicht zurück?» fragte Puck. «Weil der Magen sauer ist», erklärte der Zellwinz sorgenvoll. «Wenn der Magen zu voll geworden ist, macht er einfach die Futterluke auf und schmeißt das Halbverdaute wieder raus. Dann macht er die Luke dicht, und der Speisebrei kann sehen, wo er bleibt. Das ist echt ätzend. Der saure Magenbrei kann nämlich unseren Schleimhäuten so zusetzen, daß sie krank werden. Und das tut höllisch weh. Siehst du es? An manchen Stellen wird die Schleimhaut schon ganz wund...»

Zum Glück hatte der Magen ein Einsehen mit den gepeinigten Schleimhäuten. Es machte «schlupp», und der Brei gluckste zurück, wo er hergekommen war. Und dort blieb er. Flugs griffen die Schleimhautbewohner nach den Speichelschlückchen, die unentwegt über die Wände sickerten, und machten sich daran, die Röhre zu säubern. «Puh, das ist ja noch mal gutgegangen», rief Puck erleichtert. Den Impuls hatte er total vergessen. Jetzt tauchte auch der Zellwinzling wieder aus seiner Versenkung auf und hob schnuppernd seinen Riecher. «Die Luft ist rein!» freute er sich. Dann nichts wie weg, dachte Puck, meine Reise hat ja gerade erst angefangen. «Mach's gut!» rief er dem Zellwinz zu und winkte zum Abschied. Dann stellte sich Puck an den Narbenrand, holte tief Luft – und ließ sich einfach fallen. «Huiiii...»

Sodbrennen...

ist eine Volkskrankheit, mit der hierzulande jeder fünfte zu tun haben soll. Dabei erhöht sich der Druck im Bauchraum, das Zwerchfell dehnt sich – und dann kann es passieren, daß der Mageninhalt in die Speiseröhre zurückdrängt. Faustregel: Je größer die Portion, desto höher der Füllungsdruck im Magen. Zitrusfrüchte, Schokolade, schweres, fettes Essen, Rauchen und manche Medikamente verschlimmern das Sodbrennen noch – ebenso wie heruntergeschluckter Ärger und Streß.

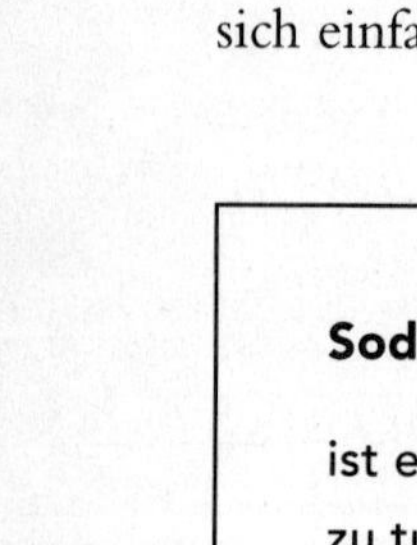

Kapitel 2 Verdauen

Im Magen

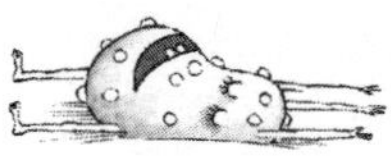

Plumps. Puck spürte Boden unter den vier Buchstaben. Er war auf einer weichen, unebenen Stelle gelandet, die ziemlich glitschig war und verdächtig nach Sodbrennen roch.

Als Puck sich den Boden etwas genauer betrachtete, sah er, daß sich ringsum lauter krisselige Furchen zogen, die zur Mitte hin zusammentrafen. Unter seinen Füßen schwankte es. Er spürte es in den Sohlen: Dies war ein sehr dünner Boden. Und darunter grummelte es wie ein Vulkan vor dem Ausbruch. Vorsichtshalber zog Puck sich an die runde Wand zurück und hakte die Ärmchen ein – gerade im richtigen Moment. Von oben kam eine Ladung Halbzerkautes heruntergerauscht. Kaum hatte es Bodenberührung, zogen sich die Fältchen blitzschnell auseinander und gaben eine Öffnung frei. Platsch – landeten die Brocken in der Grube; im gleichen Moment schloß sich der faltige Ring wieder zur Fläche zusammen.

«Aha», dachte Puck, «so funktioniert das also mit der unteren Futterluke. Wie eine Fallgrube.»

Plötzlich schlängelte sich über Puck eine Spaghettinudel herunter. «Juhu», schrie das Spaßvirus begeistert, «jetzt spiele ich Tarzan!» Und schon schwang es sich auf die Nudel und hielt sich ganz fest. Es kam wie erwartet – ein kleiner Stupser mit dem Nudelende genügte: Der Schließmuskel öffnete sich, und die Nudel glitt mitsamt unserem Puck durch die Luke... direkt in den Magen.

Einen Moment lang hielten die Zersetzer in ihrer Arbeit inne und staunten. Unbekannte Schluckobjekte waren ihnen längst nichts Neues mehr – aber so etwas wie Puck an seiner Spaghettinudel hatten sie noch nie gesehen. Zu allem Überfluß schien der Ankömmling auch noch seinen Spaß dabei zu haben... und das ging entschieden zu weit. Wußte der Kerl mit den Noppen nicht, was ihm bevorstand?

«Weitermachen!» knurrten die Magenwände. Sie bewegten sich unaufhörlich. Wie Wellen lief es durch sie hindurch und brachte den Mageninhalt zum Schwappen. Die Zersetzer arbeiteten schweigend weiter. Und jetzt war es an Puck zu staunen. Er hatte sich an der Magenwand abgesetzt und auf diese Weise einen guten Überblick verschafft. Die Nudel war endwärts im Schließmuskel verklemmt und baumelte wie ein Seil herunter.

Wieder war Puck in einer Höhle gelandet. Doch diese hier war viel größer und dunkler als die Mundhöhle, wo seine Reise begonnen hatte. Ein süßlicher Dunst waberte durch das Gewölbe. Von den Wänden troff es herab. Hin und wieder spritzte es aus winzigen Öffnungen. Unter Pucks Wandnische breitete sich eine braungrüngelbe Masse aus, auf der kleine und größere Inseln schwammen – Speisebrocken, wie Puck richtig erkannte. Auf den Inseln wimmelte es von Lebewesen, die einen Zackenkranz um den Bauch trugen und damit auf die Speisebrocken einhackten. Unter der Futterluke fuchtelte eine Gruppe Speisespalter und schrie nach Schutzhelmen. Sie standen auf einem wankenden Berg von Bonbonsplittern – aber es schien nur die Spitze eines Berges zu sein, dessen größter Teil unter den rumpelnden Speisemassen verborgen blieb.

Jetzt sah Puck, daß Tausende von Speisespaltern verletzt auf den

Bonbonsplittern klebten. Andere schleppten sich nur so dahin und hieben mit letzter Kraft ihre Zacken in die harten Teilchen. Puck beschloß, sich erst einmal bekannt zu machen und die Stimmung zu erforschen. «Hallo, ihr da», rief er einer Gruppe zu, die in nächster Nähe werkelte.

«Werd bloß nicht komisch!» kam es drohend von unten herauf. «Halt's Maul, du Kotzbrocken!» schimpfte es von der Seite. Puck zog erschrocken die Noppen ein und drückte sich an die Magenwand. «Spaltet ihn!» schrien auf einmal so viele, daß von den Wänden als dumpfes Echo ein «Hhhhhhnnnnnn» dröhnte.

«Du hättest besser nicht herkommen sollen», flüsterte es hinter ihm. Puck blickte sich um. In der Magenwand war eine Vertiefung – und in dieser Vertiefung lagen dicht an dicht kleine Wesen gebettet, die große Ähnlichkeit mit dem Speichelenzym hatten, dem Puck in der Mundhöhle begegnet war. «Die liegen da wie in einem Krankensaal», schoß es Puck durch den Kopf. Und so war es auch. «Wir haben uns bei der Arbeit mit den Bonbonsplittern verletzt», stöhnte eins, «und nun müssen wir hier liegen und uns ausheilen.»

«Paß auf, daß du nicht mit den Magensäften in Berührung kommst», warnte ein kleiner Spalter, der ihm am nächsten lag, «sonst lösen sie dich auf.» – «Was ist mit den Magensäften?» fragte Puck erschrocken. Der Gedanke, aufgelöst zu werden, behagte ihm gar nicht. «Ach, die Magensäfte...», seufzte der Spalter, «die sind völlig übersäuert. Du siehst es ja. Hier geht es zu wie auf einer Mülldeponie. Dauernd wird neuer Nahrungsschrott abgeladen. Pommes, Majo, Ketchup, Toastbrot, Süßkram... es ist kaum noch zum Aushalten. Die Magensäfte baggern wie die Kanalarbeiter, um aus dem Zeug irgend etwas Brauchbares herauszukriegen. Jetzt haben sie schon Suchtrupps ausbilden müssen, um in all dem Schrott überhaupt noch ein paar Vitamine zu finden. Aber sie finden kaum welche – und deshalb sind sie sauer.»

«Und dann ist es ja so», mümmelte einer mit verbogenem Zickzack, der kaum zu verstehen war, «da oben im Mund wird immer weniger Vorarbeit geleistet. Max ist so schrecklich kaufaul geworden. Das erschwert unsere Arbeit enorm. Manchmal ist es hier wirklich zum Kotzen. Denn je weniger einer kaut, um so mehr muß er essen, um satt zu werden...»

Puck hatte den verletzten Spaltern tief beeindruckt zugehört und wollte gerade etwas sagen, als die Futterluke aufging und sich braune Brühe wie ein Wasserfall ins Mageninnere ergoß. «Auch das noch!» stöhnten die Kranken, «immer diese Zuckerbrühe mit dem Doppelnamen. Jeden Tag werden Hunderttausende von uns durch das Zeug erledigt.» Um die Brocken herum entstand heftige Bewegung. Die Limo hatte sich über den Mageninhalt verteilt und sickerte nun in die Tiefe. Von den Magenwänden troff es jetzt noch

Macht Kauen satt?

Kauen ist Muskelarbeit, die vom Gehirn sehr aufmerksam registriert wird. Deshalb kann sogar Kaugummikauen vorübergehend «satt» machen, obwohl gar nichts gegessen wird. Je länger gekaut wird, um so weniger muß verzehrt werden, um ein Sättigungsgefühl zu erreichen. Denn die Sättigung hinkt der Nahrungsaufnahme zeitlich hinterher. Wenn gut gekaut und durch die richtigen Getränke für eine spürbare Magenfüllung gesorgt wird, bekommt das Gehirn von den Magenmuskeln nach etwa 15–20 Minuten das Signal «satt», ohne daß der Magen mit großen oder schweren Mahlzeiten gefüllt werden mußte.

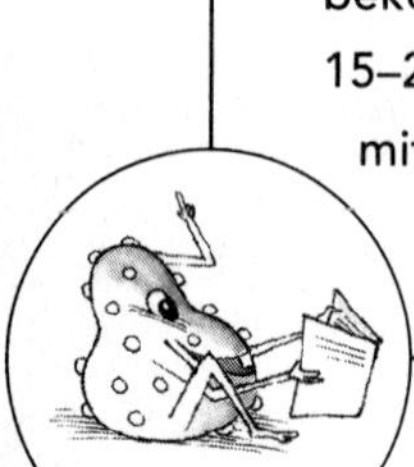

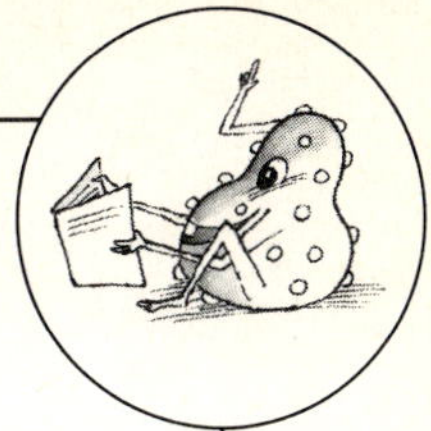

Wenn der Magen verstimmt ist

Sodbrennen, saures Aufstoßen, Völlegefühl und Magendruck sind die ersten Protestsignale des Magens. Häufigste Ursache für einen «verdorbenen» Magen sind zu viele, zu heiße und/oder zu kalte Speisen. Oft ist es auch Süßkram, der den Magen sauer macht. Seltener sind Infektionskrankheiten, immer häufiger allergische Reaktionen. Bei einer Magenverstimmung handelt es sich um eine Reizung der Schleimhautfalten, die häufig mit einer Überproduktion – oder auch mit einem Defizit – der Magensaft-Bildung einhergeht.

heftiger. Flüssigkeiten mischten sich und bildeten Schlieren, in denen unzählige Enzyme schwammen und nach irgend etwas schnappten – Puck konnte nicht erkennen, was. «Das sind die Schnapper», murmelte der Verletzte neben ihm, «sie arbeiten mit der Salzsäure zusammen, die hier dauernd produziert wird. Jedesmal wenn eine neue Ladung Nahrung oder Getränk ankommt, stürzen sie sich drauf und schnappen sich die Schädlinge – damit sie nicht in den Darm rutschen können. Den Rest erledigt dann die Säure.»

«Und trotzdem gelingt es unheimlich vielen Körperfeinden, in den Darm zu entkommen», fügte ein anderer Verletzter hinzu – «und das sind meistens auch die gefährlichsten.»

«Das Problem ist», stöhnte ein angeschlagenes Enzym, «daß wir alles gleichzeitig machen müssen. Wir spalten die Proteine auf – du weißt schon, das sind die Eiweißbausteine in der Nahrung – und gleichzeitig bekämpfen wir die Körperfeinde. Und das in diesen

Unmengen von Nahrungsbrei! Kein Wunder, daß der Magen so oft verstimmt ist.»

«Sieh dir das an», ächzte eins der leidenden Enzyme, «es ist doch schrecklich für unsereins, wenn es in dieser Jauche herumgurken muß und wie blöde spaltet – und spaltet – und spaltet... und doch kommt nichts Gutes zum Vorschein.»

«Ja», bestätigte eins mit versonnenem Lächeln, «und welche Lust ist es doch zu spalten, wenn man einen Brocken Vollkornbrot vor sich hat oder ein Stück Obst oder ein bißchen Gemüse – oder Müsli. Ach, wär das schön!» – «Dann spalten wir noch tausendmal so gern», fiel ein drittes ein. «Früher haben wir sogar Wetten abgeschlossen: Wer von uns ist der Vitamin-König? Wer hat die meisten Mineralstoffe gefunden? Das meiste Eiweiß? Und die meisten Ballaststoffe? Ach...» Das Enzym verdrehte begeistert die Augen. «Wenn so was doch öfter vorkommen würde! Jetzt wetten wir nur noch, wer die wenigsten Kohlenhydrate spalten mußte.»

«Ballaststoffe? Was sind Ballaststoffe?» fragte Puck. «Ach, das sind tolle Typen», schwärmte das Enzym. «Leider trifft man sie nur noch selten. Es sind Durchreisende. Niemand kann sie auflösen, spalten oder verdauen – und doch sind sie ein wahrer Segen. Sie können nämlich Lücken im Darm füllen. Und außerdem können sie Wasser aufsaugen und enorm aufquellen. Es gibt einfach keine besseren Verdauungshelfer! Und sie sind so magenfreundlich! Und so gesund! Frag mal im Darm nach, die werden dir wahre Wunderdinge von den Ballaststoffen erzählen.»

«Brot oder Braten – das ist die Frage», nickte ein kranker Nachbar. Puck wollte sich gerade nach dem tieferen Sinn dieser Bemerkung erkundigen, als ihn ein Schwall Magensäure erwischte und in die Tiefe reißen wollte. Puck konnte sich eben noch an seinem Nudelseil festklammern – und nun pendelte er hin und her und versuchte, den ätzenden Spritzern auszuweichen. Von unten grinsten die Speisespalter ihn an und bleckten die Beißer. Von der Seite kam ein neuer Schwall Magensäure angeschossen. «Jetzt mußt du dran glauben», ächzte die Säure, «uns entkommt keiner.»

«Aber ich bin doch bloß ein Spaßvirus», schrie Puck in höchster Bedrängnis. Der Säureschwall sagte nichts mehr, er holte weit aus und...

Es wäre um unseren Puck geschehen gewesen, wenn nicht – in genau diesem Moment – ein ungeheurer Tumult losgebrochen wäre. Wie ein einziger Warnschrei quoll es aus Millionen Enzymen: «Salmonellen!»

Plötzlich ging alles drunter und drüber. Sogar die Magensäfte gerieten durcheinander. Das war die Rettung! «Bloß weg hier!» dachte Puck und rannte um den Brei herum, immer an der Wand lang. Endlich stieß er auf etwas, das der Futterluke am Mageneingang sehr ähnlich sah. «Das muß der Ausgang sein!» rief Puck und trommelte auf die geschlossenen Muskelfalten ein. Er war am «Pförtner» angelangt – doch der rührte sich nicht. Puck geriet in Panik. Die Magensäure schwappte bedrohlich näher. Wie wild hämmerte Puck mit geballten Fäusten auf den Schließmuskel ein. Vergeblich! «Dann muß ich es eben mit Spaß versuchen!» rief Puck – und schon kitzelte er den Pförtner mit Händen und Füßen an der empfindlichsten Stelle, genau in der Mitte, wo alle Fältchen zusammentreffen. Und siehe da – der Pförtner öffnete sich. Gerade noch rechtzeitig, bevor der Magen kurzen Prozeß machte und alles, was in ihm rumorte, auf kürzestem Weg ins Freie beförderte – und das war der Weg durch den Mund. «Jetzt kotzt Max», brummte der Pförtner und machte gemächlich die Luke dicht.

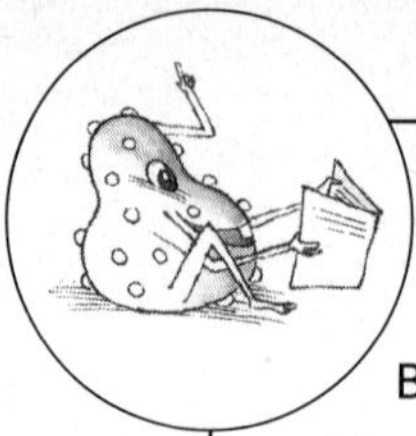

«Der Rückwärtsgang durch die Röhre»

Beim Erbrechen spielt der Körper «verkehrte Welt». Die normalerweise abwärts gerichtete Bewegung der Verdauungsorgane wird einfach umgekehrt. Nicht immer handelt es sich dabei um die «Befreiungsaktion» eines verdorbenen Magens. Auch andere Organe können – z. B. durch eine Gallen- oder Nierenkolik – diese Gegenbewegung auslösen. Selbst das Gehirn schaltet – wenn es erschüttert wird – die Magenentleerung in seine Funktionen ein. Manchen Menschen wird schon von einer (See-)Reise speiübel. Diese Art von Erbrechen wird von den Gleichgewichtsorganen und vom vegetativen Nervensystem ausgelöst.
Auch seelisches Leiden, Streß, Angst oder Nervosität können ein Erbrechen auslösen, ebenso wie schlechte Schulnoten, die allzu schwer im Magen liegen. Die ganze Magenwand ist von einem Nervengeflecht durchzogen, das die Eigenbewegungen des Magens und die Produktion der Verdauungssäfte steuert. Dieses hochempfindliche (vegetative, d. h. durch den Willen nicht beeinflußbare) Nervensystem reagiert auf psychische Erregungen mit nervösen Fehlsteuerungen. Fortgesetzte Ernährungsstrapazen und psychischer Streß stören das Gleichgewicht der Säfte im Magen erheblich.
Was dem Magen zu schaffen macht, können Kinder auch aus unserem kleinen Sketch ab S. 67 erfahren.

Im Darm

«Geschafft!» Puck lag – alle fünfe von sich gestreckt – in einem feuchten Tunnel und fühlte mit. Die Geräusche, die der arme Max von sich gab, waren zum Steinerweichen. Der ganze Verdauungstrakt zuckte. Obwohl Puck vor lauter Mitleid die Noppen eingezogen hatte, war er doch heilfroh, nicht mit dem Magenbrei rückwärts durch die Röhre hinausbefördert worden zu sein. So konnte er, wenn sich alles beruhigt hatte, seine Reise fortsetzen. Puck hatte keine Ahnung von dem, was ihm bevorstand. Hätte er seine Reiseroute nur mal von außen betrachten können, wäre er vielleicht zurückgeschreckt. Fünf bis sechs Meter Darm lagen vor ihm, aufs engste zusammengelegt – schlingenförmig, mit einer Menge Haarnadelkurven. Und Puck befand sich gerade erst im allerersten Zentimeter des Zwölffingerdarms! Der war zwar nicht lang – nur fünfundzwanzig Zentimeter vom Pförtner bis zur Dünndarmgrenze – aber dafür herrschte hier Hochbetrieb.

Triefend zersetzten die Verdauungssäfte aus der benachbarten Bauchspeicheldrüse das Gemenge. Von Zeit zu Zeit schoß aus einer kleinen Düse ein giftgrüner Strahl und mischte sich in den Speisebrei. Das war der Gallensaft mit seinen unzähligen Säuremo-

Im Zwölffingerdarm

Hier werden dem Speisebrei die Verdauungssäfte aus der benachbarten Bauchspeicheldrüse beigemischt. Hinzu kommen Gallensäuren zur Emulgierung der Fette. Gemeinsam mit den Enzymen tragen sie zum weiteren Abbau der Kohlenhydrate, Eiweiße und Fette bei.

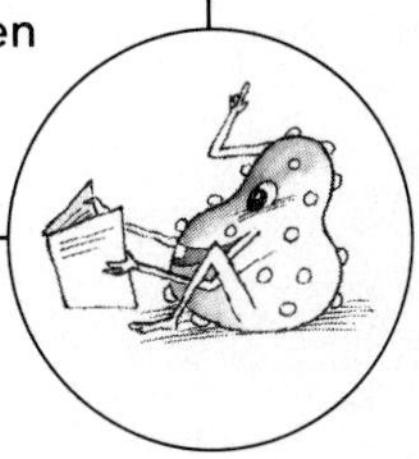

lekülen: Fleißige Zersetzer, die sich wie wild ins Getümmel stürzten, nach irgendwelchen Teilchen schnappten und sie einschäumten.

«Was macht ihr da?» fragte Puck. «Wir lösen die Fette auf und vermischen uns mit ihnen», kam die Antwort. «Das muß sein, sonst können sie nicht transportiert werden.» – «Und wo kommt ihr her?» wollte Puck wissen. «Siehst du doch», schleimte ein Galliger, «direkt aus der Pipeline da.» – «Und wo kommt die her?» – «Aus der Galle.»

«Was ist das – die Galle?» Der Gallige verfärbte sich dunkelgrün. «Willst du mich auf den Arm nehmen?» zischte er. «Du bist ja

Leber und Galle

Die Leber ist mit etwa 1,5 kg Gewicht die größte Drüse unseres Körpers und besteht aus einer riesigen Zellansammlung; ihr Platz ist hinter den unteren Rippenbögen, die sie vor Verletzungen schützen. Leberzellen sind die größten Zellen überhaupt – eine einzige von ihnen hat bis zu 500 Funktionen! Die Leber sorgt für die Säuberung und Regulierung des Blutes, sie neutralisiert Gifte und nimmt gelöste Nährstoffe auf – ebenso wie abgestorbene Blutzellen. Darüber hinaus dient sie uns als Energiespeicher «für alle Fälle».
Direkt an der Leber befindet sich ein kleiner Sack: die Gallenblase. Sie produziert eine seifige Substanz – Galle –, die bei der Verdauung von Ölen und Fetten hilft.

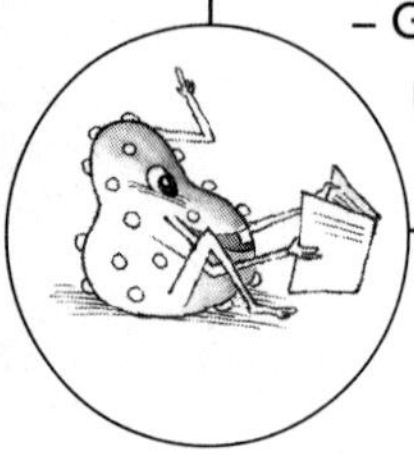

dümmer als Max! Dann weißt du sicher auch nicht, was die Leber ist?» – «Nein», antwortete Puck beschämt.

Der Gallige ließ sich zu einer Erklärung herab: «Also, die Galle ist ein grüner Sack, der direkt in der Leber sitzt und Tag und Nacht Galle produziert – Verdauungssäfte allererster Güte. Sieh uns an! Ohne uns Gallensäfte könnte der Darm dichtmachen.»

«Und wer, bitte, ist die Leber?» forschte Puck hartnäckig weiter; ihm ging es allmählich auf den Geist, daß jeder hier auf Max schimpfte – obwohl es doch sein Körper war, in dem sie alle hausten. «Die Leber ist Leben», belehrte ihn einer, der etwas freundlicher aussah. «Ohne Leber kein Leben. Ohne Leber kein Max – verstehst du?»

«Alle Nährstoffe müssen erst mal zur Leber transportiert werden, bevor sie irgendwohin gelangen können», erklärte ein Galliger von oben herab, «die Leber setzt die Energie aus den Nahrungsmitteln um und schickt sie dann mit dem Blutstrom auf Reisen. Aber sie ist auch unsere Umweltschutzbehörde, weil sie nämlich aufpaßt, daß nichts Schlechtes aus den Nahrungsmitteln im Körper verteilt wird. Außerdem ist das Blut, das aus der Leber kommt, immer so schön warm – das hilft dem Max, seinen ganzen Körper warmzuhalten. Und sie stellt Substanzen her, die das Blut zum Gerinnen bringen, wenn Max sich mal verletzt.»

«Das alles kann die Leber?» staunte Puck und stellte sich die Leber wie ein fleischgewordenes Kraft-Werk vor. «Das alles und noch viel, viel mehr kann die Leber», nickten die Galligen, «aber wenn du es noch genauer wissen willst, mußt du dich an Ort und Stelle schlaumachen. Wir haben zu tun!» Und damit schäumten sie wütend eine Ansammlung triefender Fettaugen ein. «Entschuldigt bitte, wenn ich euch gestört habe», sagte Puck höflich, «und vielen Dank auch für eure Auskünfte. Ich bin schon viel schlauer geworden!»

Unser Spaßvirus hüpfte davon. Nun war es im tiefsten Innern

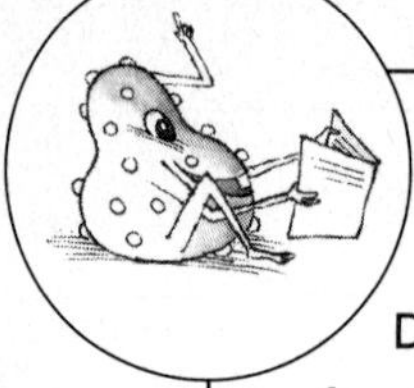

Das braucht der Darm

Der Darm «lebt» nicht allein von Nähr- und Wirkstoffen (Eiweiß, Fett, Stärke, Zucker, Vitamine, Mineralstoffe) wie alle anderen Organe. Er braucht auch Ballaststoffe. Diese sind nur in pflanzlichen Lebensmitteln enthalten, denn sie gehören zu den Bausteinen der pflanzlichen Zellwände. Sie sind wasserbindend und können im Darm nicht verdaut werden. Dadurch sorgen sie für eine ausreichende Darmfüllung. Und das ist wichtig, denn nur ein gutgefüllter Darm erhöht den Innendruck und setzt die Darmbewegungen (peristaltik) in Gang. Ein unzureichend gefüllter Darm dagegen ist träge und neigt zur Verstopfung.

Bis zur Jahrhundertwende haben die Menschen im Durchschnitt mindestens doppelt soviel Ballaststoffe mit ihrer Nahrung gegessen wie heute. Seitdem weniger Getreide und viel mehr Fleisch verzehrt wird, kommt es zu schwerwiegendem Ballaststoffmangel.

Dabei wäre der Darm so leicht zufriedenzustellen: durch den Verzehr von mehr Gemüse, Obst, Kartoffeln, Vollkornprodukten, Hülsenfrüchten und Nüssen. Zum gesunden Essen gehört aber auch ausreichendes Trinken, damit die Ballaststoffe quellen können. Auch Milch und Fruchtsäfte regen durch ihre Nährstoffzusammensetzung den Darm zur Bewegung an.

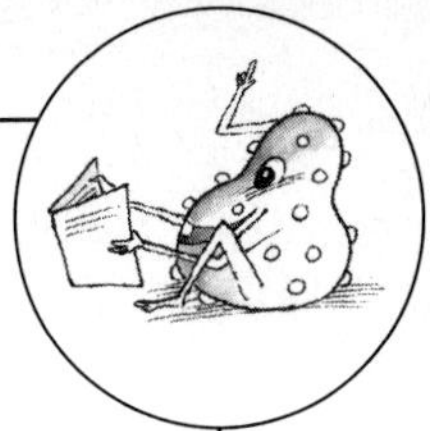

Im Dünndarm

Über die Darmschleimhaut des Dünndarms werden die Nährstoffe aufgenommen («resorbiert»). Auf der extrem faltenreichen, florartigen Darmschleimhaut befinden sich Millionen von zapfenartigen Gebilden: die Darmzotten. Ein einziger Zentimeter Darmschleimhaut ist mit 2000 bis 3000 dieser winzig kleinen Zapfen ausgestattet; in ihnen befinden sich feinste Blutgefäße, durch die Nährstoffe aufgenommen und zur Blutbahn weitergeleitet werden.

von Max angekommen. Ob hier wohl ein Impuls zu finden war? Tausend Gedanken wirbelten durch Pucks Noppen. Vor allem beschäftigte ihn die Frage: Was ist los mit Max? Merkt er nicht, wie sehr sich seine Körperbewohner plagen müssen? Selbst im Darm gab es nur unzufriedene Mienen.

Puck wälzte den Gedanken hin und her, bis es «plumps» machte. Er war der Länge und Breite nach hingefallen. Ohne es zu merken, war Puck vom Zwölffingerdarm in den Dünndarm gelangt und über irgend etwas gestolpert… und nun lag er mittendrin! Aber in was? Das war das Schreckliche an seinem Fall! Puck war ganz weich gefallen und hatte sich überhaupt nicht weh getan – und doch hatte dieses Weichheit etwas sehr Bedrohliches an sich. Kaum lag er da, fühlte Puck sich von allen Seiten befingert und belutscht. Er wurde herumgekullert, gedreht, gewalkt und gewendet, abgeklopft und angemacht, so daß er bald nicht mehr wußte, was oben und unten war.

«Aufhören!» japste Puck – aber er wurde weiter gewälzt, gerollt, gefilzt. «Hört auf», schrie er. «Was wollt ihr von mir?! Wer seid ihr überhaupt?» – «Wir sind die Darmzotten!» klang es tausendstimmig, «und wir holen alles aus dir heraus, was in dir drin ist.» «Das könnt ihr gar nicht», ächzte Puck, «dann müßtet ihr euch kaputtlachen. Ich bin nämlich ein Spaßvirus!»

Doch die Darmzotten, winzig kleine Zäpfchen, die sich wie flinke Fingerchen dicht an dicht aus der Darmwand stülpten, ließen nicht locker.

Und so kullerte, kugelte und kegelte unser Puck dahin, von einer Zottenplage zur nächsten. «Eigentlich ist es wie eine Ganzkörpermassage», dachte Puck und beschloß, das Beste aus der Sache zu machen. «Wenn man keine Angst mehr hat, macht es sogar richtig Spaß.» Und er schloß die Augen und überließ sich seinem Geschick.

Im Dickdarm

Hier landet der unverdauliche (immer noch dünnflüssige) Rest des Nahrungsbreis; Wasser und wertvolle Mineralstoffe werden ihm entzogen und dem Organismus zugeführt. Doch vorher haben die Freßzellen im Darm alles verschlungen, was sich jetzt noch an Viren, Pilzen, Keimen und anderen Krankheitserregern in der Nahrungsmasse befindet. Unverdaut gebliebene Speisereste werden von Darmbakterien vergoren. Durch die Darmbewegungen («Peristaltik») wird der eingedickte Brei immer wieder durchgeknetet und dabei in Richtung Enddarm transportiert, wo er schließlich als Kot hinausbefördert wird.

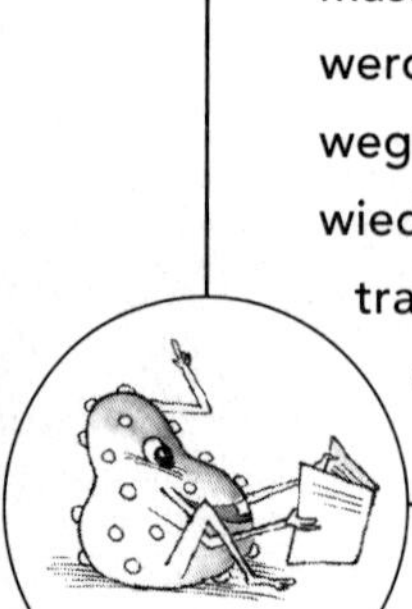

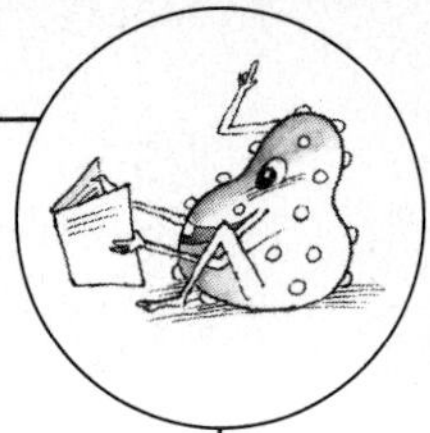

Die Gesundheit sitzt im Darm

Im Darm sind ungefähr 400 verschiedene Arten von Mikroorganismen (kleinsten Lebewesen) angesiedelt. In einem einzigen Liter Darminhalt tummeln sich rund 1 Billion (1 000 000 000 000) Bakterien; ihre Zusammensetzung ist entscheidend für unsere Immunabwehr. Denn die Abwehrkraft des Körpers hängt weitgehend davon ab, daß genügend nützliche Bakterien (vor allem säurebildende) den Darm besiedeln. Eine besonders wichtige Rolle spielen die Freßzellen bei der Entgiftungsarbeit. Amerikanische Schlafforscher haben keinen Zweifel: Der Schlafbefehl kommt aus dem Darm – und nicht vom zentralen Nervensystem. Wenn die Freßzellen im Darm die unzähligen Keime, Pilze und sonstigen Krankheitserreger aus unserer Nahrung verdauen, produzieren sie eine Art «Schlummerdroge», die dem Gehirn Ruhe diktiert – damit im Darm mit aller Kraft lebenserhaltende Arbeit geleistet werden kann.

Zum Glück merkten die erfahrenen Zotten bald, daß aus Puck nichts herauszuholen war. Sie ließen ihn liegen, bis die nächste Muskelbewegung ihn weiterschob. Als er die Augen aufmachte, war er bereits im Dickdarm gelandet.

Puck rieb sich benommen die Augen. Wo war er jetzt? Der Speisebrei wurde zusehends fester. Überall häuften sich Schlacken und Krusten. Nur vereinzelt trieben sich noch Ballaststoffe herum; gierig wie Schwämme sogen sie die Flüssigkeit aus dem Speisebrei und pappten sich an alles, was auf sie zutrieb.

Etwas weiter vorn schienen Künstler am Werk zu sein. Puck konnte ein buntschillerndes K und einige farbenprächtige B erkennen – sie leuchteten in den schönsten Regenbogenfarben, so daß der Darm um sie herum einer Märchengrotte glich. «Ob das wohl die Art der Darmbewohner ist, das Alphabet zu lernen?» sprach Puck halblaut zu sich selbst. «Dummkopf», schmatzte es hinter ihm, «die bilden Vitamine. Was du da siehst, ist das Vitamin K – ein äußerst rares Vitamin, das nicht oft in der Nahrung vorkommt und deshalb von unseren Spezialisten ergänzt werden muß. Daneben siehst du einige Vitamine aus der B-Gruppe; die kommen auch selten vor – vor allem bei Max. Das K sorgt übrigens für die Blutgerinnung, falls der Max sich mal ernsthaft verletzen sollte. Na, und die B müßten es eigentlich fertigbringen, Mäxchens schulische Leistungen ein bißchen aufzumöbeln.»

Puck hatte sich gleich nach den ersten Worten umgedreht und war entsetzt zurückgeprallt. Vor ihm hockte ein fettes Ding und tat sich an einem zappelnden Körperfeind gütlich. Und mit ihm grinsten tausend andere aus den Falten und Schründen der Darmwand. Es waren Freßzellen, die sich mit ihrer reichen Beute zurückgezogen hatten, um in aller Ruhe zu fressen und zu verdauen und ihre eigenen Stoffwechselprodukte auszuscheiden.

«D-d-d-anke für die Auskunft», stotterte Puck und bemühte sich um eine furchtlose Haltung, «ich will mir das gleich mal aus der Nähe ansehen.» – «Geh nur, geh», grinste der fette Fresser hinter ihm her. «Und laß dich nicht wegpusten.»

Unser Puck nahm seine Beinchen in die Hand und wetzte zur nächsten Darmwindung. Da stand er nun vor dem großen K und mußte sich erst einmal verschnaufen. «Na», frotzelten die Vitamin-Bildner, «du bist ja ganz grün um die Nase. Ist dir der Schreck in die Glieder gefahren?» – «Wenn die mich nun auch für einen Krankheitserreger gehalten hätten…» stammelte Puck. Die Vitamin-Bildner lachten freundlich. «Naja, die Freßzellen sehen schon furchterregend aus. Aber sie sind höchst intelligent und wissen zu unterscheiden. Man darf sie nicht unterschätzen.» – «Trotzdem...», murmelte Puck und wußte nicht so recht, was er sagen sollte, als eine mittlere Explosion die Stille zerriß. Eine Druckwelle brachte das K zu Fall – und Puck auch.

«Na, da haben die Vergärer ja mal wieder ganze Arbeit geleistet», meinte ein K gutgelaunt und half Puck auf die Plattfüße. «Die – was?» fragte Puck irritiert. «Na, die Bakterien. Unsere Spezialisten für die Vergärung von Restbeständen... kein schöner Job! Dabei entsteht eine Menge Gas und manchmal auch eine kleine Explosion.» – «Da muß ich hin!» rief Puck aufgeregt. Die Vitamin-Bildner zwinkerten ihm freundlich zu. «Geh nur. Immer der Nase nach – dann kannst du's gar nicht verfehlen.»

Es dauerte nicht lange, bis Puck vor einem großen abgesperrten Gelände angekommen war. Ein Schild warnte: «Vorsicht! Vergärungsarbeiten! Betreten verboten!» Aber die Neugier war stärker – und außerdem gab es offensichtlich keinen anderen Weg zum Darmausgang als den über die Gaswerke. Leise schlich Puck näher und beobachtete das Treiben. Es war sehr dunstig hier. Vermummte Gestalten – alles Bakterien in Schutzanzügen – werkelten angestrengt und verwandelten den Speisenmüll buchstäblich in Schall und Rauch – bis auf ein paar Reste, die von den Darmmuskeln wegbewegt wurden. Doch schon war Puck entdeckt.

«Kannst du nicht lesen?!» brüllte ein Vergärer ihn wütend an. «Hau ab, wenn dir dein Leben lieb ist!» Aber da war es auch schon geschehen! Es knallte. Ein heftiger Windstoß erfaßte Puck, hob ihn hoch und schleuderte ihn krachend und pfeifend in die nächste Darmkurve. Hier herrschte blankes Entsetzen. Eine Bande brüllender Widerlinge schlug und trat in die Darmwände und bedrohte alle und jeden. Im gleichen Moment wurden Puck die Beine weggezogen, und er plumpste in eine Kuhle.

«Psst», flüsterte es neben ihm. «Sei ganz still und beweg dich nicht – die da sind gefährlich!» – «Wer sind die denn?» fragte Puck leise. «Das sind Freie Radikale», flüsterte die Darmzotte neben ihm. «Die haben sich von den normalen Zellen abgesetzt – mit irgend so einem miesen Sauerstofftrick. Und jetzt rasten sie aus und zerstören alles, was ihnen in die Quere kommt. Sogar neugebildete Zellen.» Puck bekam einen Schreck. Er dachte an den zurückgebliebenen Zellwinzling in der Speiseröhre. Die Vorstellung, daß Freie Radikale ihn finden könnten, machte ihn wütend.

«Dann tut doch etwas», flüsterte Puck beschwörend. «Fangt sie ein.» – «Das ist im Moment zu schwierig», wisperte die Darmzotte, «weil gerade keine Freßzellen in der Nähe sind. Die machen Mittagspause.» – «Soll ich sie rufen?» fragte Puck kämpferisch. «Bloß nicht», zischte die Zotte und hielt ihn mit allen Kräften an seinen Noppen fest. «Wir werden versuchen, sie zu binden. Aber erst müssen wir auf eine günstige Gelegenheit warten.» – «Ich bin die günstige Gelegenheit!» rief Puck entschlossen, sprang aus seinem Versteck und baute sich mit wackelnden Noppen vor den Freien Radikalen auf. «Naaa, ihr Killer?» quietschte Puck, «soll ich euch mal kille-kille machen?»

Den Freien Radikalen verschlug es die Sprache. So etwas war ihnen noch nicht vorgekommen! Einen Moment, einen winzigen Moment nur verloren sie die Kontrolle – und das genügte schon. Blitzschnell zuckten die Darmzotten hoch und schlangen sich wie Lassos um die verdutzten Feinde. Im Nu waren sie gebunden und zappelten wie wild in ihren lebendigen Fesseln – aber die Darmzotten hatten ganze Arbeit geleistet. «Uff! Jetzt müssen nur noch die Freßzellen kommen und den Rest erledigen.» Und da waren sie auch schon – allen voran der fette Fresser, der Puck vorhin in Angst und Schrecken versetzt hatte. Jetzt lachten sie sich zu. «Tschüs», rief Puck und winkte mit allen drei Ärmchen, ehe er sich auf das letzte Stück seines Weges machte.

ALARM IM DARM

Manche Menschen forschen nach den unmöglichsten Dingen. Zum Beispiel nach karierten Maiglöckchen. Oder nach dem Ende der Zeit. Professor Aurelius Puckelius ist auch so einer. Seit seinem letzten Schnupfen hat er nur eins im Kopf. Die Virusforschung (ihr wißt schon: Viren sind diese fiesen Winzlinge, die mit einer einzigen Ansteckung den stärksten Eskimo vom Schlitten hauen können).

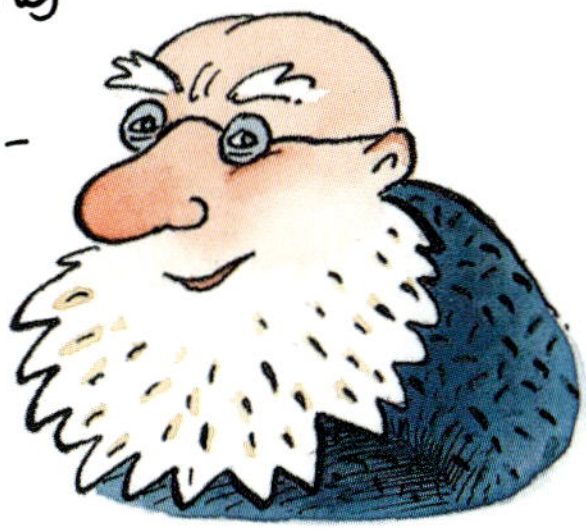

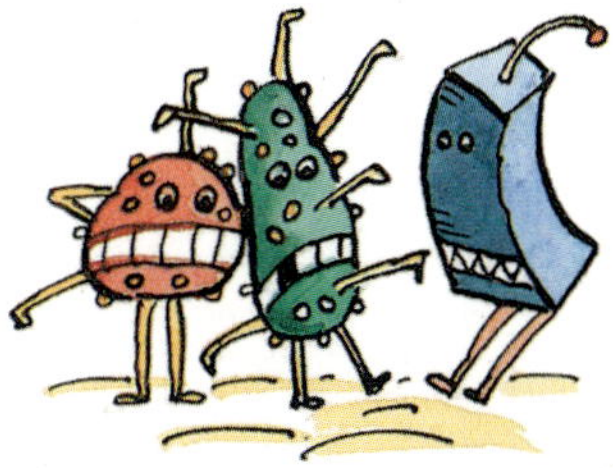

Und der alte Puckelius sucht allen Ernstes in der Badewanne nach einem Spaßvirus: „Wenn Lachen ansteckend ist, dann muß es auch einen Spaßvirus geben. Das werde ich finden!" erklärte der Gelehrte seinem Enkel Max.

Und eines Tages passierte es! Ein markerschütternder Freudenschrei ließ die Wände erzittern – und Max auch ...

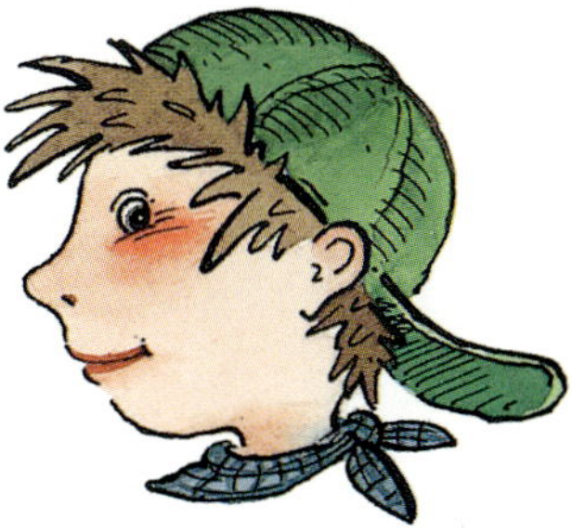

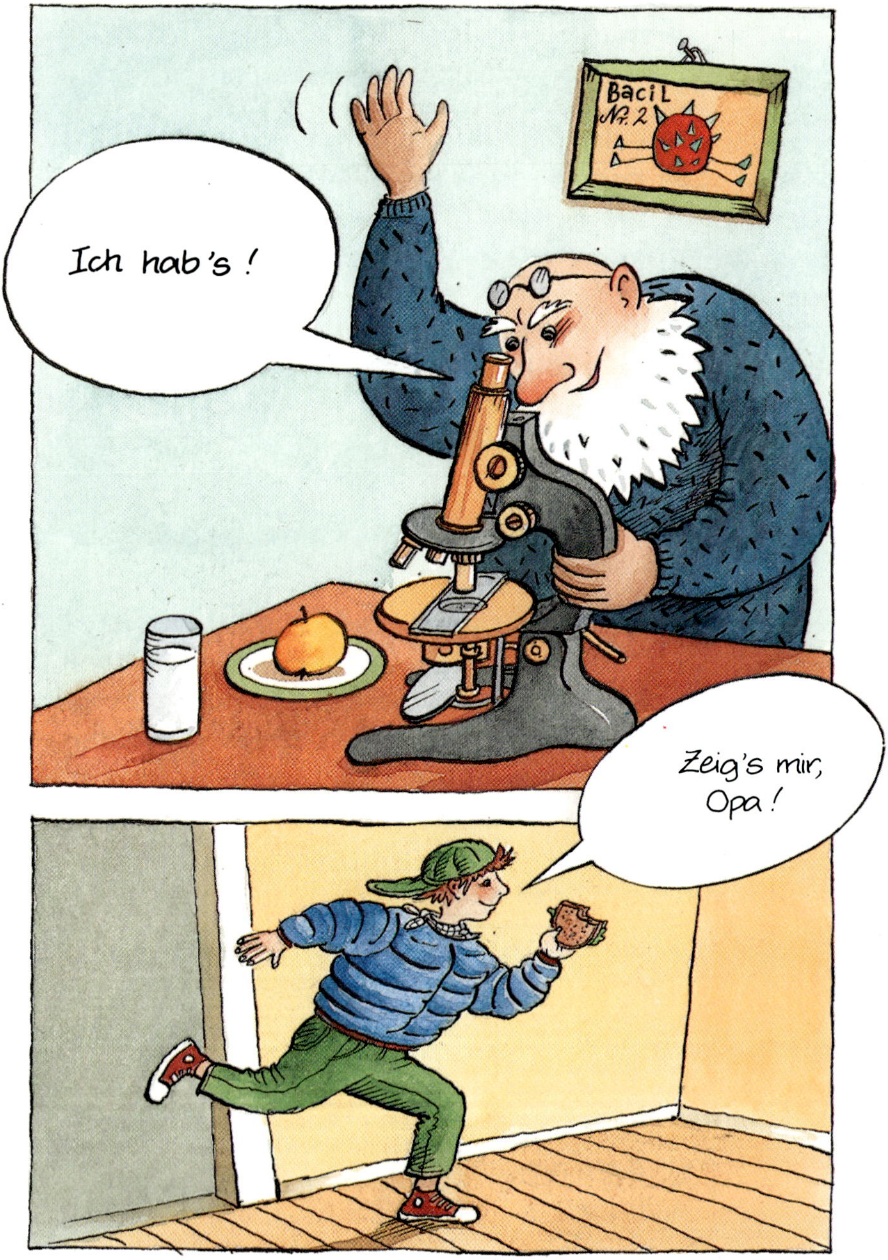

Pucks Entdeckung hätte ein Festtag im Forscherleben des alten Puckelius werden können ...

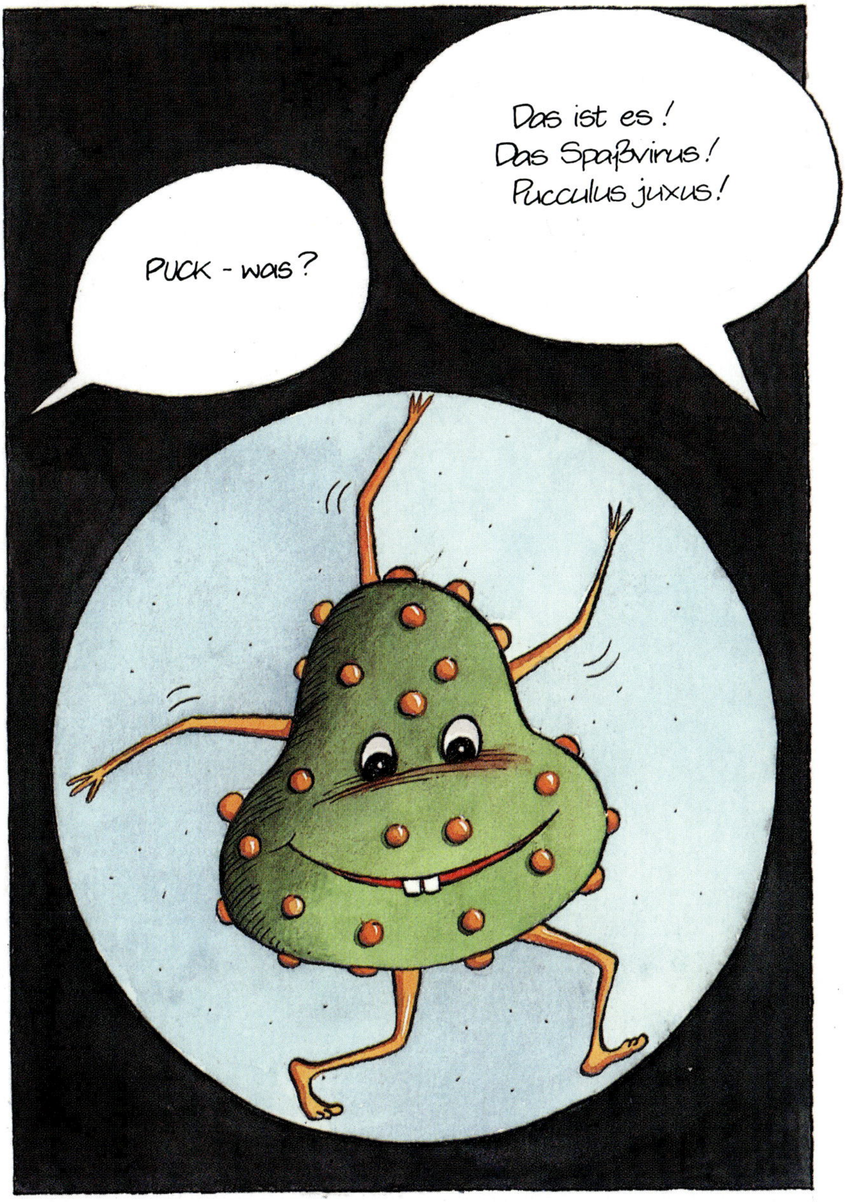

... wäre da nicht die winzig kleine Delle am Rand seines Mikroskops gewesen. Gerade groß genug für einen kleinen Spaßvirus, der ausrücken will ...

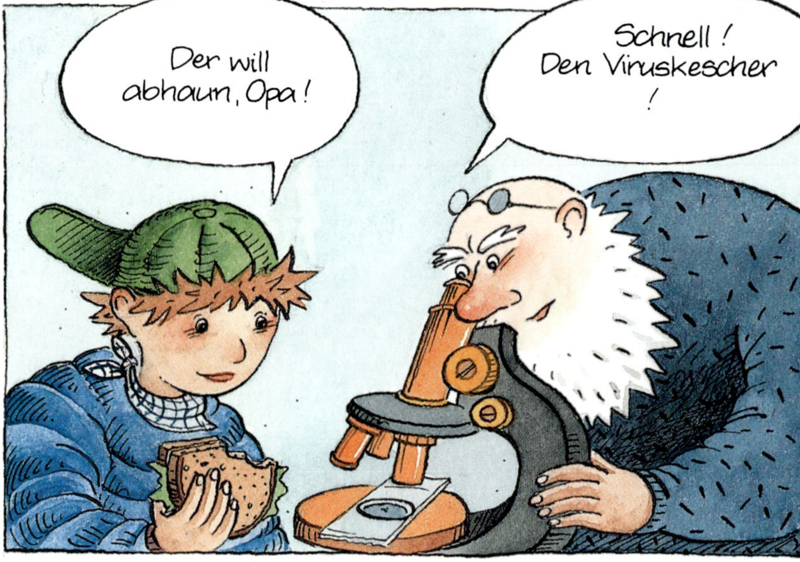
Der will abhaun, Opa!
Schnell! Den Viruskescher!

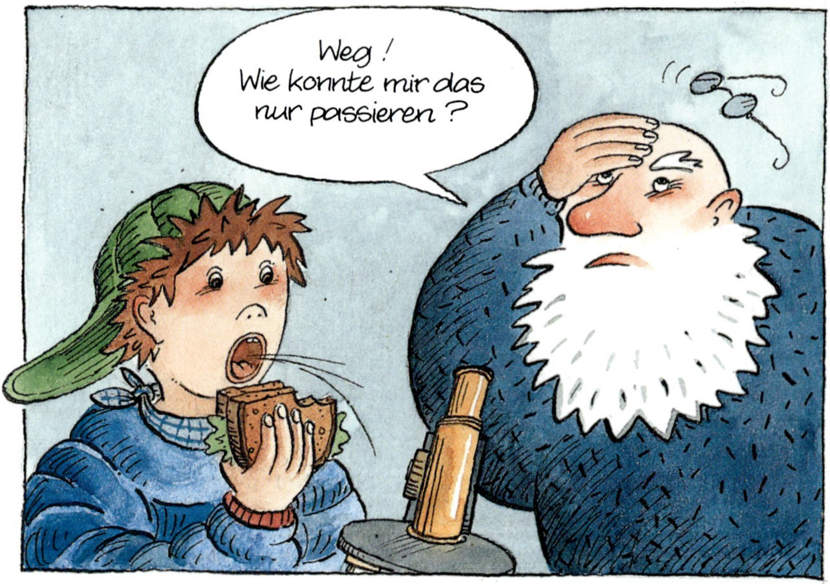
Weg! Wie konnte mir das nur passieren?

Und – wupps – war Puck auf und davon. Und – wupps – machte Puck einen Satz.
Und – wupps – landete Puck mitten in Mäxchens weitaufgerissenem Mund.

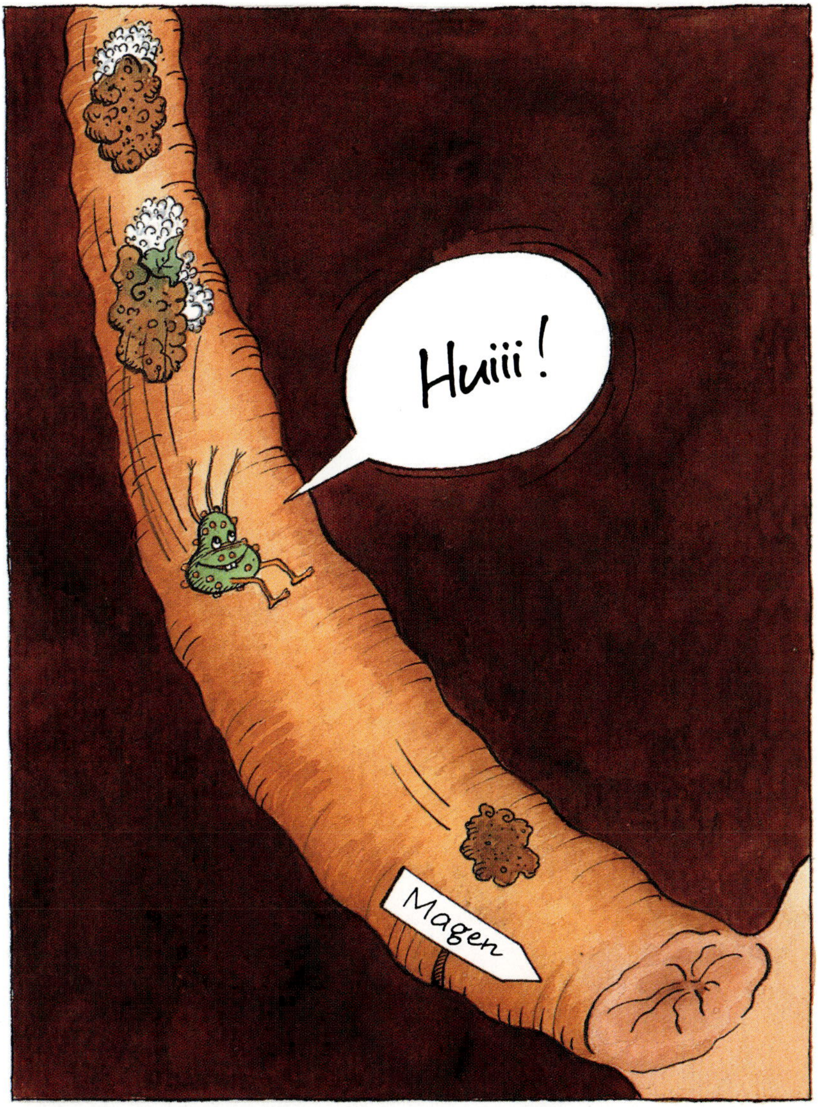

Natürlich wurde Mäxchens Opa nicht vom Schlag getroffen. Und während er sich den Bart raufte, rutschte unser Puck quietschvergnügt Mäxchens Speiseröhre runter...

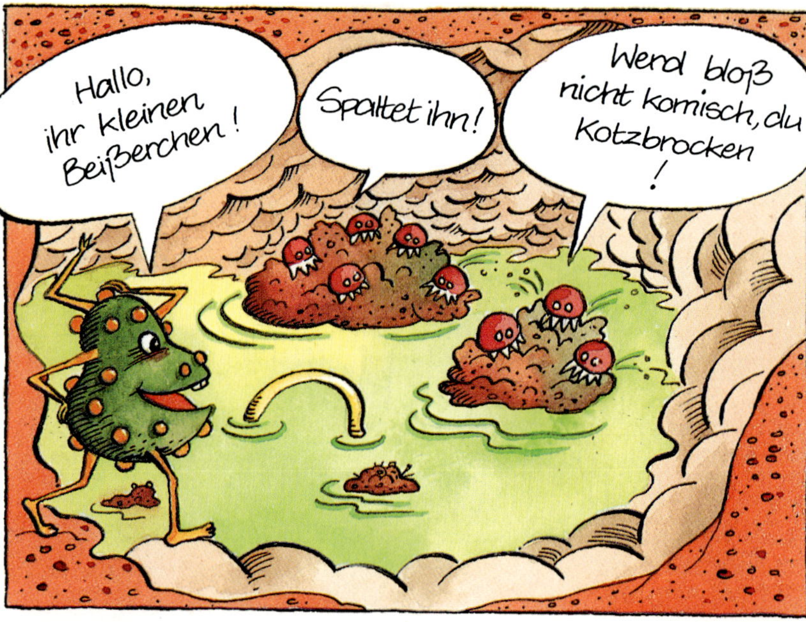
Hallo, ihr kleinen Beißerchen!
Spaltet ihn!
Werd bloß nicht komisch, du Kotzbrocken!

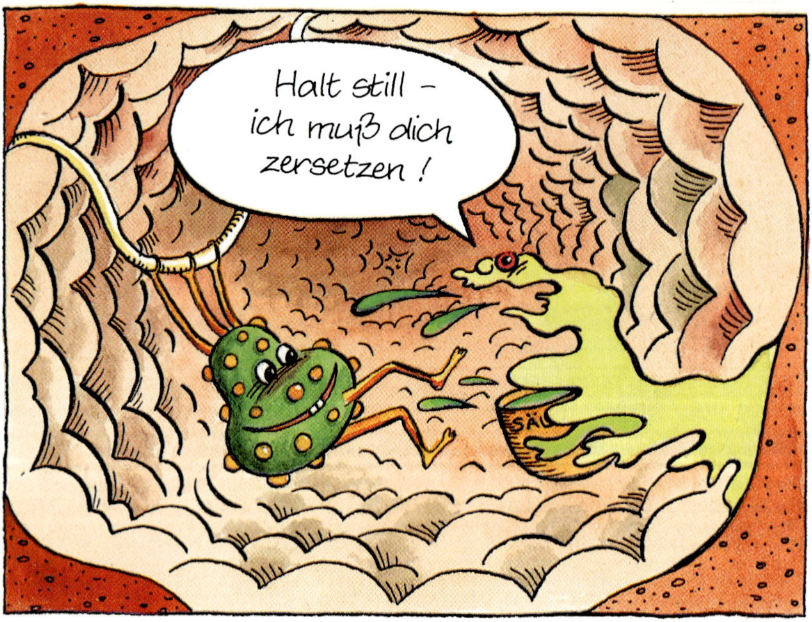
Halt still - ich muß dich zersetzen!

PLOPP machte es, als Puck durch die faltige Falltür am Mageneingang fiel - und auf warmer, glitschiger Pampe landete. Puck zog sich gerade an einer Spaghettinudel aus dem Matsch, als ein grüner Schwall auf ihn zugeschossen kam...

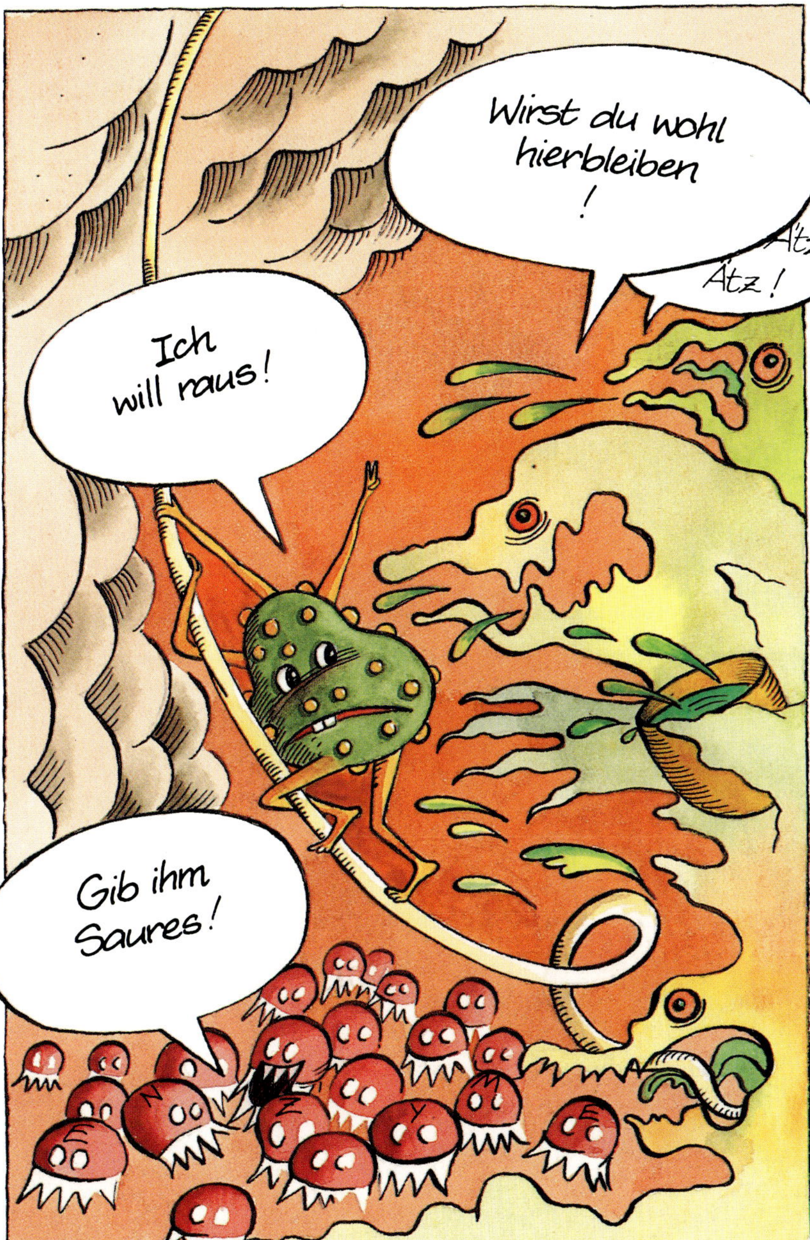
Wirst du wohl hierbleiben!
Ätz!
Ätz!
Ich will raus!
Gib ihm Saures!
N
Z
Y
M
E
E

... und noch einer. Und noch einer. Wohin bloß? Über Puck fraß sich die ätzende Magensäure näher. Unter ihm wetzten Tausende von Enzymen ihre schartigen Zähnchen, um alles, was in den Magen kam, kurz und klein zu spalten.

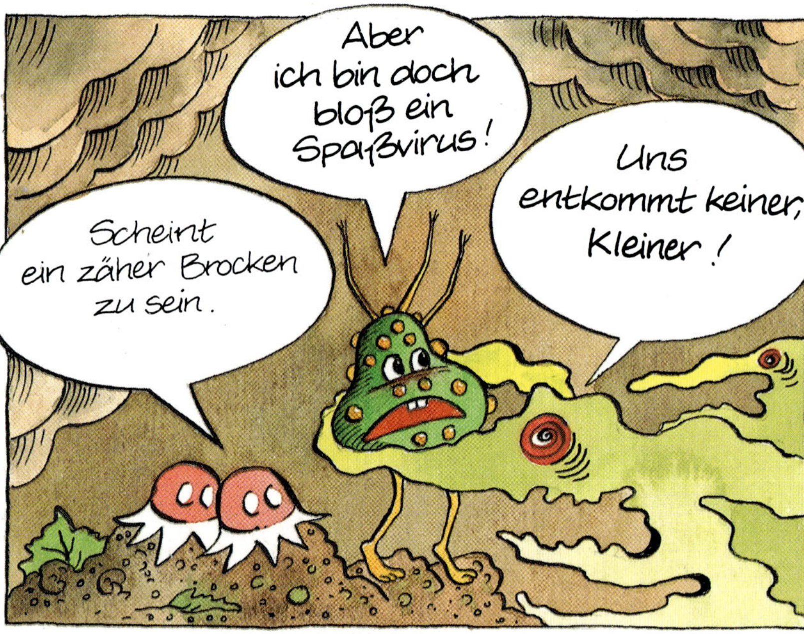
Scheint ein zäher Brocken zu sein.
Aber ich bin doch bloß ein Spaßvirus!
Uns entkommt keiner, Kleiner!

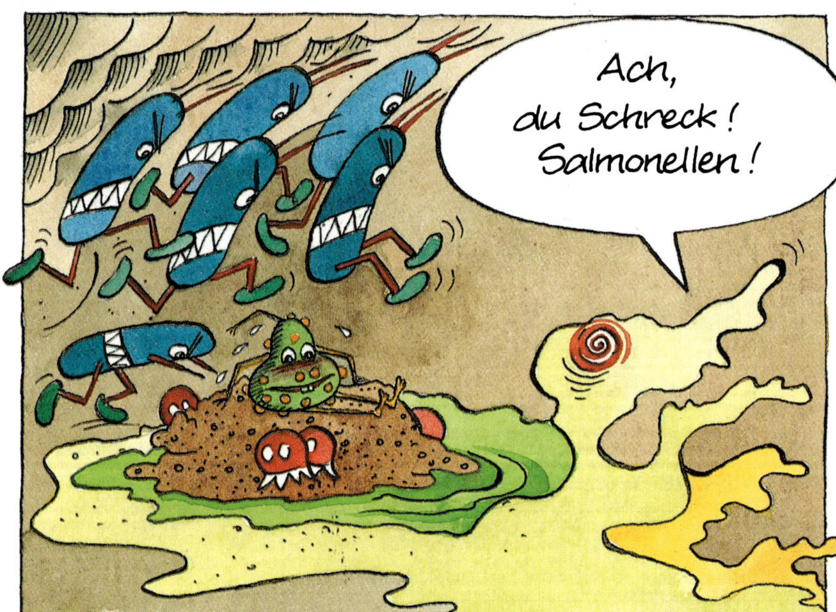
Ach, du Schreck! Salmonellen!

Kaum hatten die Verdauungssäfte Puck umzingelt, als ein heftiger Ruck durch den Magen ging. Puck plumpste auf einen halbverdauten Speisebrocken. Und schon tobte eine wilde Horde über ihre Köpfe hinweg.

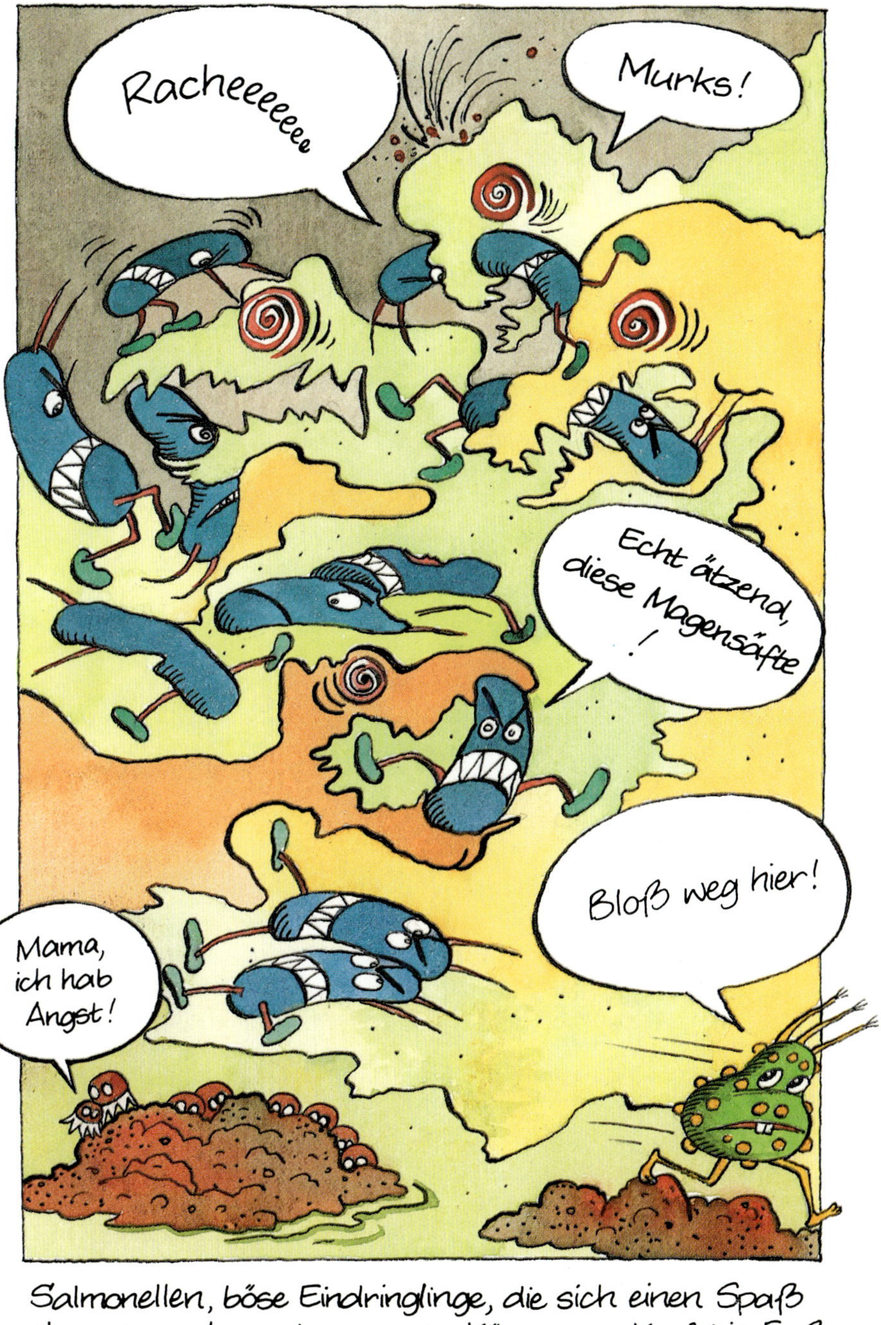
Racheeeeeee
Murks!
Echt ätzend, diese Magensäfte!
Bloß weg hier!
Mama, ich hab Angst!

Salmonellen, böse Eindringlinge, die sich einen Spaß daraus machen, den ganzen Körper von Kopf bis Fuß zu vergiften! Die Magensäfte wußten gar nicht, wohin sie zuerst schnappen sollten – so viele Feinde waren im Magen gelandet.

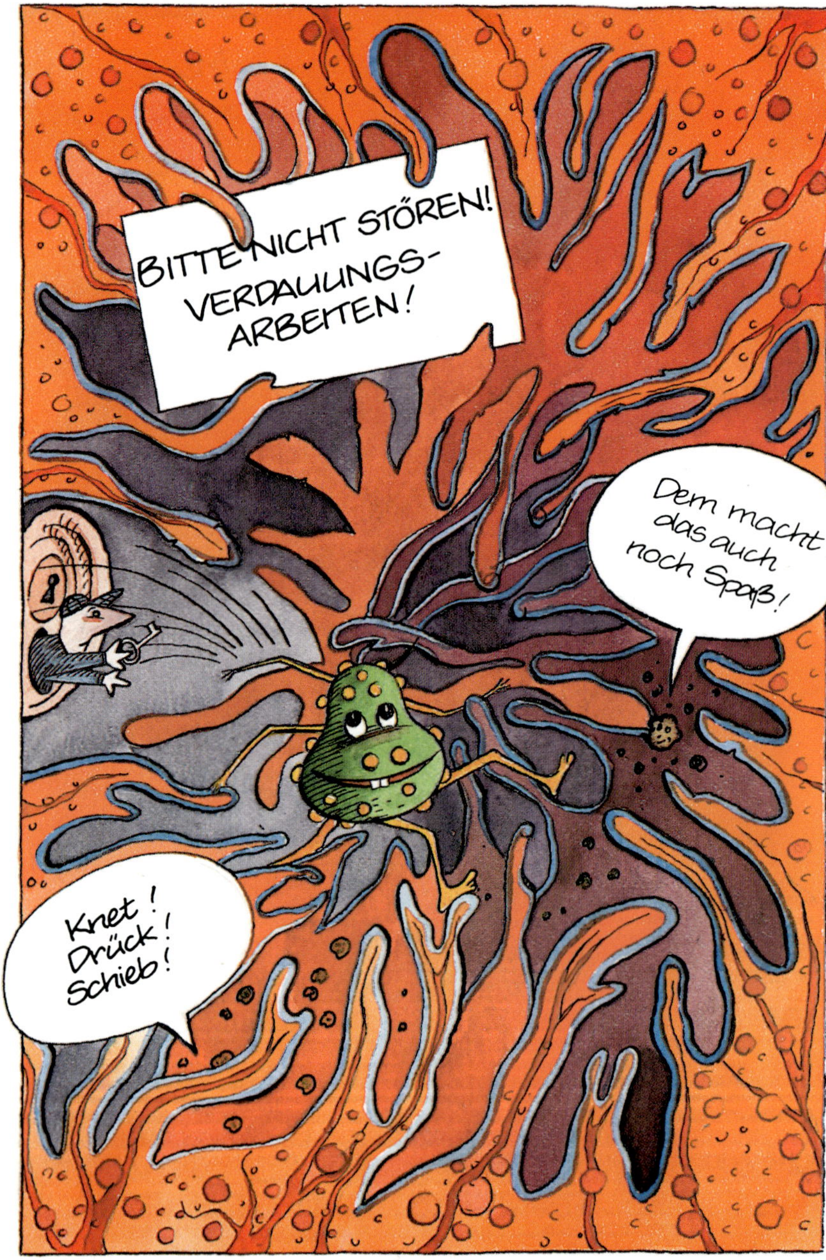
BITTE NICHT STÖREN! VERDAUUNGS-ARBEITEN!
Dem macht das auch noch Spaß!
Knet! Drück! Schieb!

Puck wurde inzwischen von allen Seiten gedrückt, geschaukelt und geschoben ... Er war zwischen Millionen von Darmzotten geraten, die auf der Suche nach Nährstoffen alles bis auf die letzte Faser aussaugen. Der Rest wird als Nahrungsmüll abtransportiert.

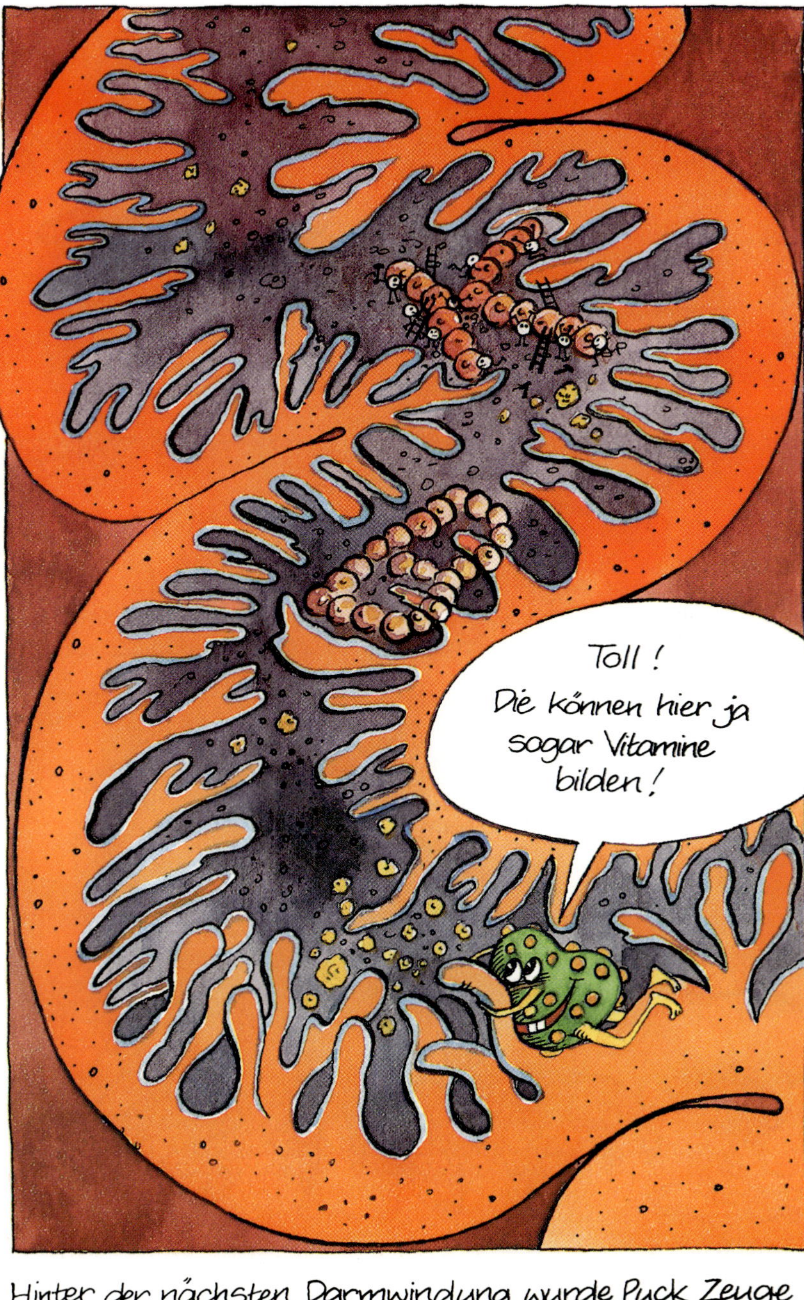

Hinter der nächsten Darmwindung wurde Puck Zeuge eines kleinen Wunderwerks: Unzählige Darmbewohner bauten zusammen, was nur hier und nirgendwo sonst entstehen kann: das K-Vitamin und ein ganz seltenes Vitamin der B-Gruppe.

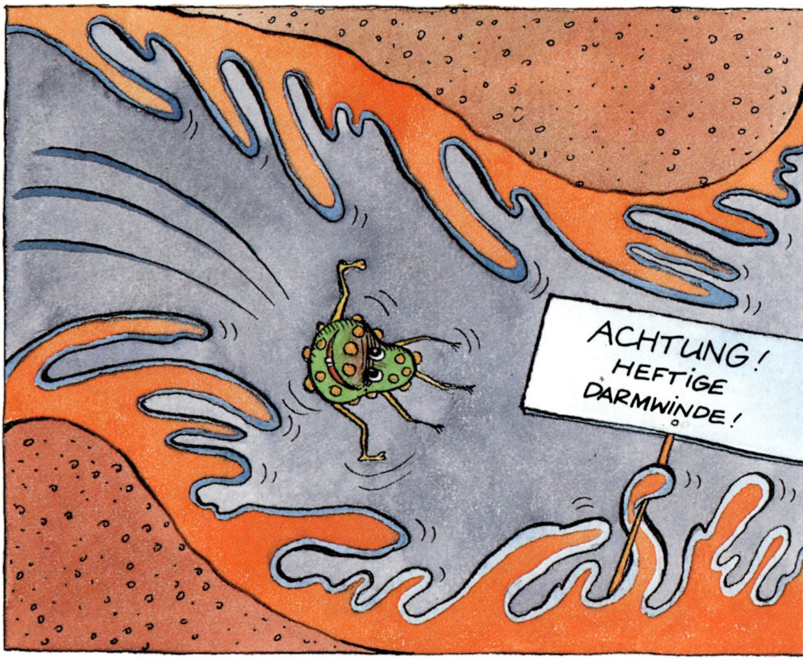

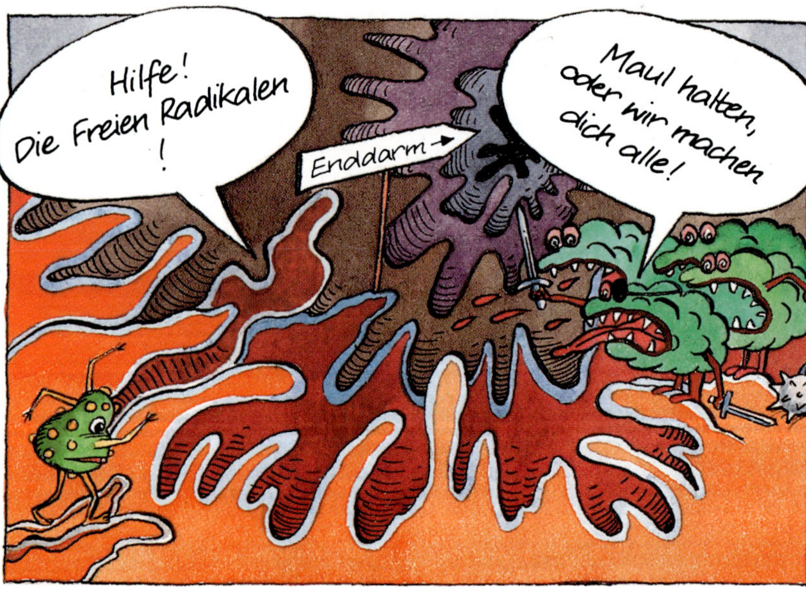

Puck wurde von einem Windstoß in die nächste Gefahrenzone geschleudert. Die «Freien Radikalen» stürzten sich auf lebende Zellen, um sie kaputt zu machen. Jede Darmzotte weiß: Freie Radikale müssen sofort gebunden werden, dann können sie keinen Schaden mehr anrichten.

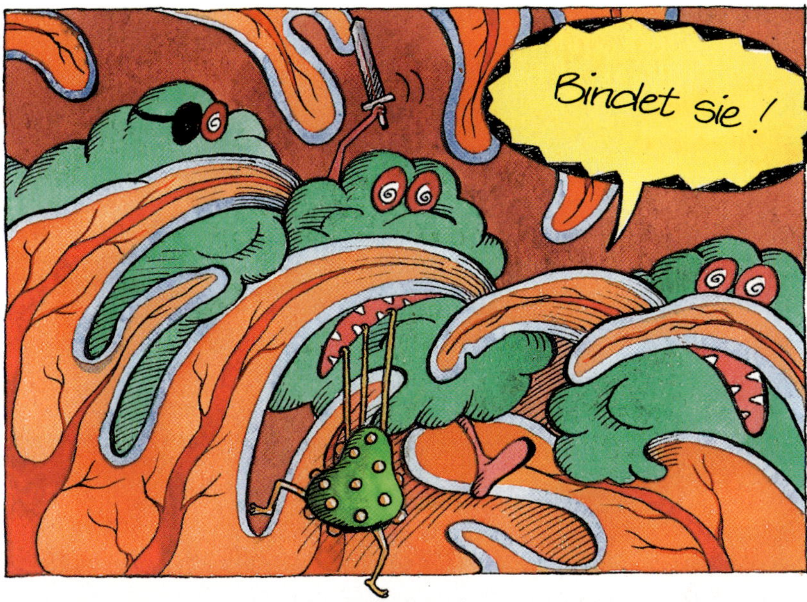

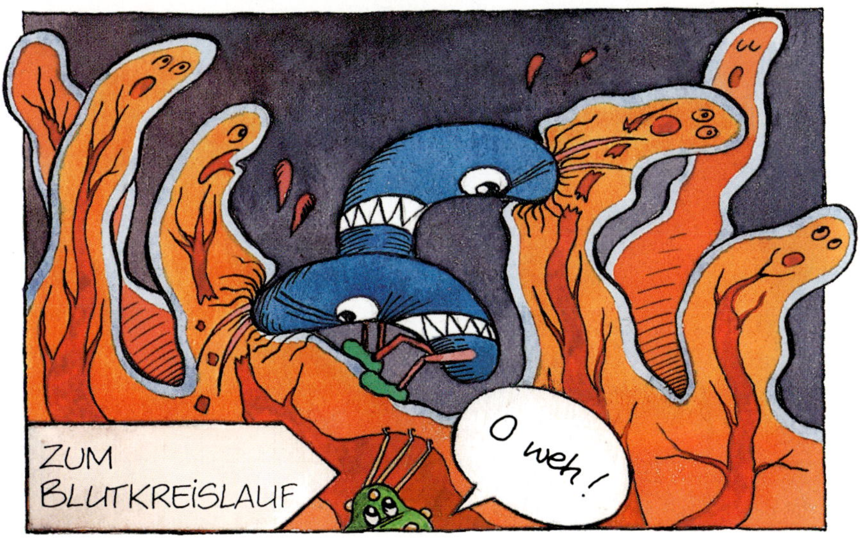

Doch schon droht die nächste Gefahr. Ein paar besonders hartnäckigen Salmonellen ist es gelungen, den Magensäften zu entkommen und bis zum Enddarm zu gelangen. Wütend rammen sie die zarten Darmzotten, um mit Gewalt in den Blutkreislauf zu gelangen ...

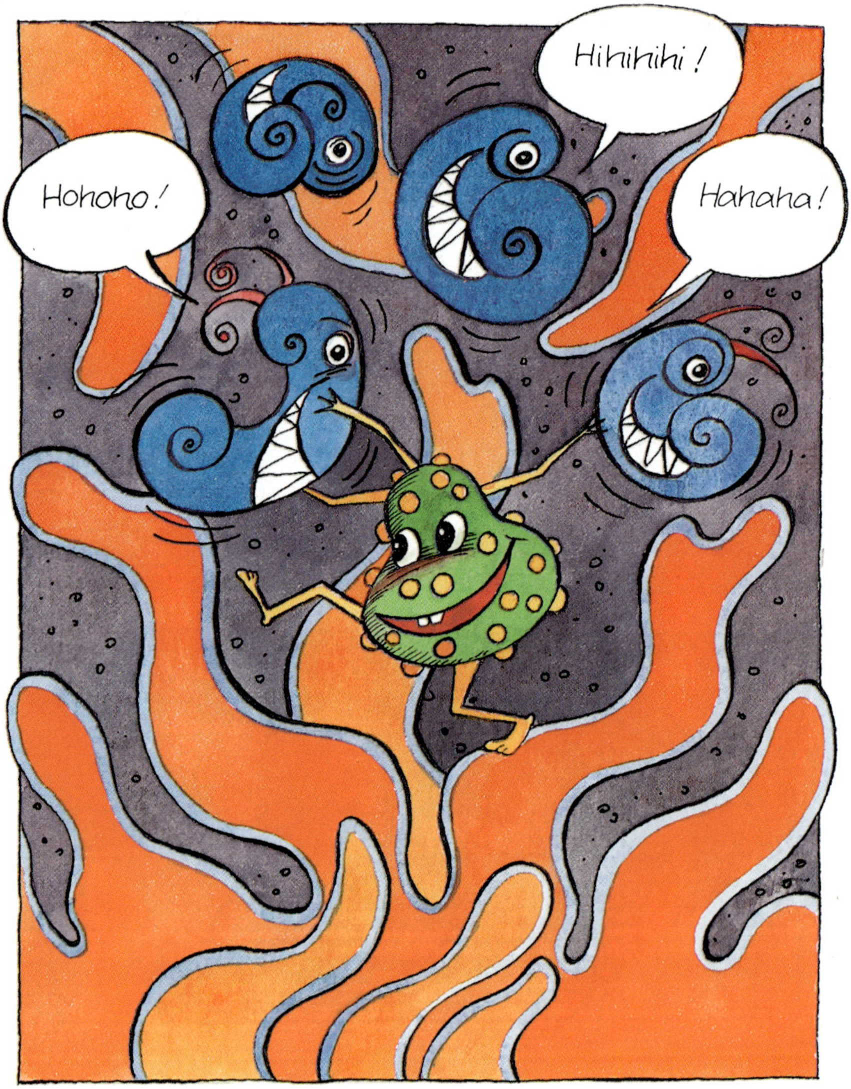

"Denen werd ich's zeigen!" rief Puck und begann, die gemeinen Eindringlinge mit Händen und Füßen zu kitzeln... und noch mehr zu kitzeln ... und immer noch mehr zu kitzeln ... bis sie sich vor Lachen kringelten und widerstandslos zum Darmausgang jonglieren ließen.

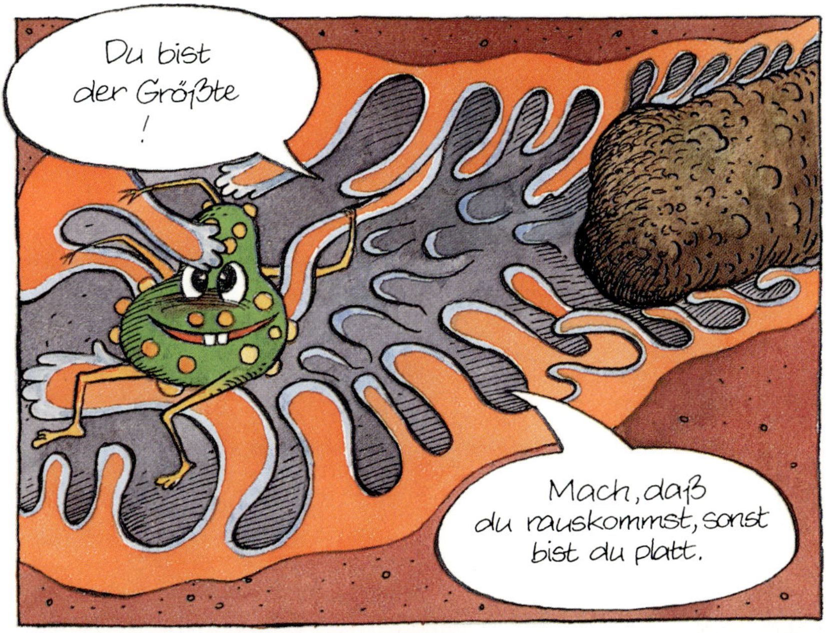
Du bist der Größte !
Mach, daß du rauskommst, sonst bist du platt.

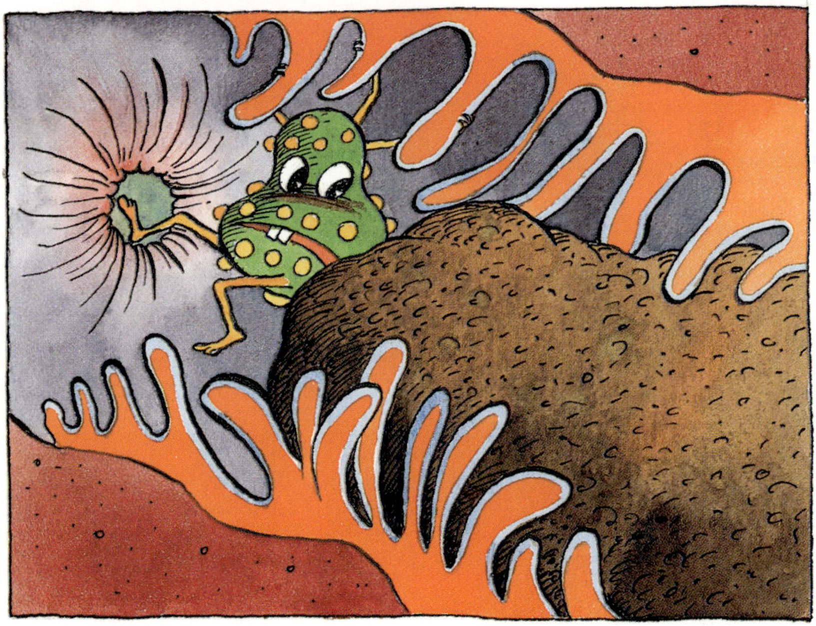

Puck fand es wunderbar, als die dankbaren Darmzotten ihn zärtlich weiterreichten... Doch auf einmal wurde es eng hinter ihm. Ein gewaltiger Kotklops schob sich heran und beendete die Siegesfeier.

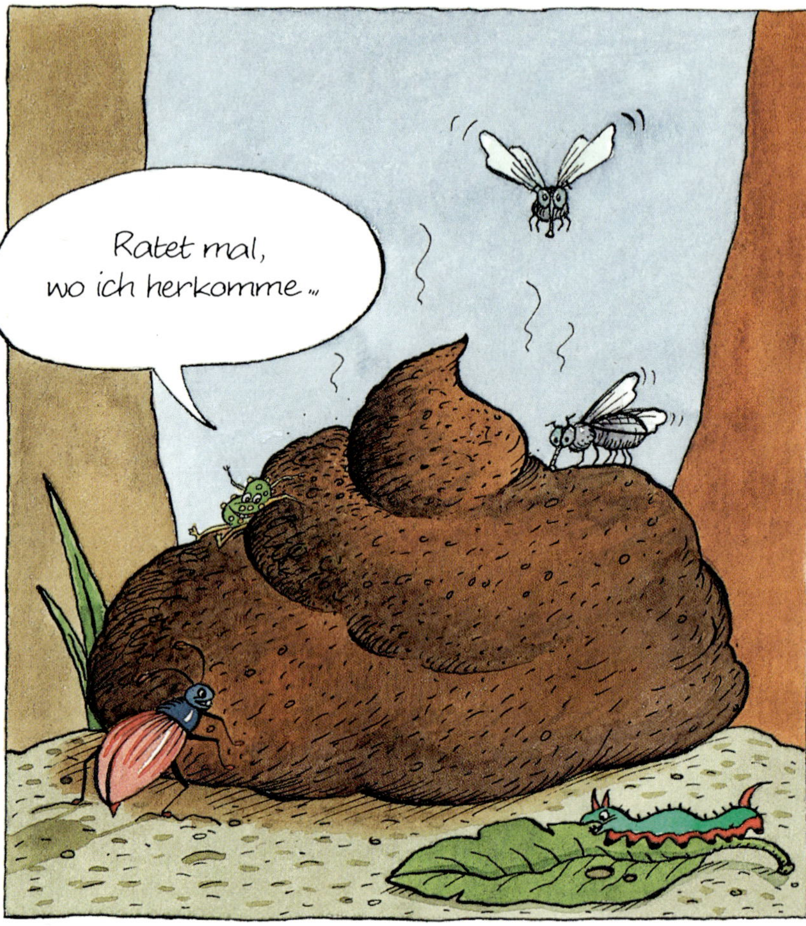

Puck war – nein, nicht in der Kloschüssel, sondern auf dem Waldboden gelandet. Genau dort, wo es einem Spaßvirus am meisten Spaß macht: im Mittelpunkt des Geschehens. Doch das ist eine neue Geschichte.

Der Druck der Muskelringe wurde jetzt stärker und erfolgte in kürzeren Abständen. Der Nahrungsbrei hinter ihm war dicker und dicker geworden und bekam allmählich Ähnlichkeit mit einem Klops. Puck war sehr darauf bedacht, einen gebührenden Abstand zwischen sich und der stinkenden Rolle zu lassen. Jetzt konnte der Darmausgang nicht mehr weit sein – das hörte Puck an den Geräuschen, mit denen die Gase, die hier vorbeigestrichen kamen, sich vom Darm verabschiedeten.

Beim Marschieren dachte Puck angestrengt nach. Wieder einmal beschäftigte ihn ein schweres Problem. Diesmal war es die «Wut im Bauch von Max», von der die Darmbewohner getuschelt hatten.

Wenn der Darmtratsch stimmte, dann hatte Max vor einiger Zeit – und zwar vor der Mathearbeit – erst «mächtig Schiß» und dann «Dünnschiß» gehabt – was immer das sein mochte. Der Max, so hatte Puck mitgehört, soll sich vor Angst beinahe in die Hose gemacht haben. Und als er dann wieder eine Sechs geschrieben hatte, soll er furchtbares «Bauchgrimmen» bekommen haben, weil er sich vor der gewaltigen «Strafpredigt» seiner Eltern fürchtete. Und nach der Strafpredigt (und einer Woche Fernsehverbot) hatte Max dann so eine «Wut im Bauch», daß er die ganze Woche über verstopft war. Und dann hatten die süßen «Lüstchen» von Max Besitz ergriffen und seinen Magen vollends verkorkst.

Nein, entschied Puck, so konnte das nicht weitergehen. Irgendeiner mußte dem Max helfen, und zwar schnell! Puck stapfte entschlossen drauflos. «Wenn ich doch bloß den rettenden Impuls finden könnte ...» Puck hatte gar nicht bemerkt, daß er sich im Kreise drehte – und deshalb erschreckte es ihn auch so heftig, als ein wohlbekannter Warnschrei durch die Darmwände dröhnte: «Salmonellen!»

Es waren nur wenige Salmonellen, aber es waren zähe Burschen. Sie waren der Magensäure entkommen und den Zerspaltern entwischt. Sie hatten die Darmzotten überlistet und sich an den Freß-

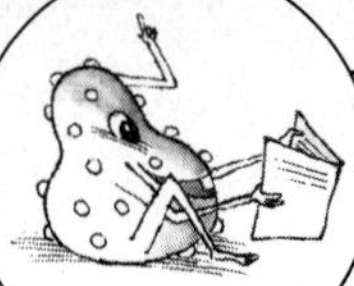

Salmonellen

Salmonellen sind winzig kleine, stäbchenförmige Bakterien, die am liebsten dort leben, wo es warm und feucht ist – egal, ob es sich dabei um den Darm oder einen Spüllappen handelt. Unter den vielen hundert Salmonellenarten werden einige dem Menschen gefährlich, indem sie seinen Darm vergiften. Kopfschmerzen, Bauchschmerzen, Erbrechen, Fieber und Durchfall sind typische Merkmale. Werden die Salmonellen mit dem Stuhl ausgeschieden, sind sie eine Infektionsquelle für andere; ihr Vermehrungstempo steigert sich mit den Temperaturen. Bei 40 Grad Celsius können sie sich alle 20 Minuten verdoppeln! Erst ab 55 Grad wird es ihnen ungemütlich – und ab 70 Grad haben sie kaum noch Überlebenschancen.

zellen vorbeigeschmuggelt. Und nun versuchten zwei von ihnen, in den Blutkreislauf einzudringen, während die anderen Schmiere standen.

Die Übeltäter bissen, schlugen und traten in die Zotten hinein, daß es nicht zum Ansehen war. Heldenhaft verteidigten die Zäpfchen den Zugang zu ihren Blutgefäßen. Vergeblich! Schon gab es die ersten Risse und Verletzungen. Das war der Moment für Pucks Eingreifen! Wie immer hatte er die spaßigsten Ideen, wenn es bitterernst wurde.

«Was, ihr wollt Salmonellen sein?!» schrie Puck und stürmte auf sie los. «Ihr seid doch Jonglierbälle!» Und dann begann ein Spiel, das noch in keinem Zirkus zu sehen gewesen ist. Puck schnappte sich die Salmonellen wie ein Artist, wirbelte sie kreuzweise in die Luft, warf sie abwechselnd hoch und höher und kitzelte sie dabei dreihändig ab, daß sie nur so juchzten. Die Bösewichter kringelten sich plötzlich vor Vergnügen. Jetzt sahen sie wirklich aus wie Jongleierbälle. Und während Puck die wonnig kreiselnden Salmonellen herumwirbelte, beförderte er sie Stück für Stück in Richtung Darmausgang – dort warf er sie im hohen Bogen hinaus.

War das ein Applaus!

Die Darmzotten klatschten aneinander, bis sie nicht mehr konnten. «Puck ist ein Held!» – «Puck ist der Größte!» – «Wir lieben dich, Puck!» schallte es durch den Darm. Sogar die Freßzellen hörten auf zu fressen und schmatzten laut Beifall. Die Darmzotten aber hoben Puck wie einen Olympiasieger empor, schmusten und schäkerten mit ihm, schaukelten und wiegten ihn, bis er vor Vergnügen gluckste.

Das hätte nach Pucks Geschmack noch ein paar Stunden so weitergehen können – wäre nicht der dicke braune Kotklops unaufhaltsam nähergerückt. Mit jedem Muskelschub kam er näher. Und näher. Und noch näher… «Hau ab, sonst bist du platt», schrie die kleinste Darmzotte, die auch die wachsamste war. Puck drehte sich um, sah den Klops, machte einen Satz – und rettete sich mit einem Sprung ins Freie. Zu spät! Platsch machte es. Und wieder einmal saß unser Puck im Mittelpunkt des Geschehens.

Kapitel 3 Ausscheiden

Im Stuhl

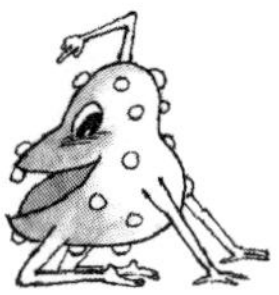

Puck hatte sich mühsam hochgekämpft und saß nun auf dem dampfenden Häufchen, das Max auf dem Waldboden hinterlassen hatte (auf Schulausflügen geht das manchmal nicht anders). Puck genoß seine wiedergewonnene Freiheit und strahlte mit der Sonne um die Wette. Um ihn herum schwirrten neugierige Fliegen, und auch andere Flieger und Kriecher bekundeten lebhaftes Interesse.

«Ratet mal, wo ich herkomme!» rief Puck, aber von seiner Herkunft wollte hier niemand etwas wissen. Die Waldbewohner kamen gleich zur Sache, und das fand Puck ganz in Ordnung. Schließlich hat auch so ein Haufen «Scheiße» seine Geheimnisse. «Scheiße» ist übrigens ein anrüchiges Wort, das im Darm selbst nur von Körperfeinden benutzt wird. Krabbelkinder drücken ihre Wertschätzung mit einem triumphierenden «A-A» aus. Im Kindergarten wird unser Produkt schlicht «Kacke» genannt, bei Hundehaltern und anderen gebildeten Menschen «Kot»... Puck war keine Umschreibung fremdgeblieben, auch nicht die hochgelehrten «Exkremente». Nur das Wort «Stuhl» kam Puck befremdlich vor, obwohl er doch selbst auf dem Stuhl von Max saß...

Noch befremdlicher kam es Puck vor, daß es – wie geraunt wurde – den meisten Menschen recht peinlich sein soll, von ihren Ausscheidungen zu sprechen. Und das, obwohl (wie die Darmbewohner munkelten) Millionen Menschen heute nur «zu Stuhle» kommen, wenn sie ihren Darm mit Tabletten traktieren. Die Darmbewohner hatten eine Heidenangst, daß Max sie eines Tages mit einer «chemischen Keule» ausrotten könnte. Händeringend hatten die Darmbewohner Puck beschworen: «Verhindere das!»

Immerhin. Diesmal hatte Max noch einen ganz ordentlichen «Stuhl» hingekriegt. Aber ob das wohl noch lange gutgehen würde? «Man muß die Sache im Auge behalten. Unbedingt!» sagte sich Puck. Dann fiel ihm etwas ein: Der Impuls! Ob der vielleicht in Mäxchens Hinterlassenschaft steckte? Wohl kaum. Vermutlich würden auch die heftig rüsselnden Fliegen keinen Impuls darin finden – einfach, weil keiner drin war! «Ach was», dachte Puck und verspürte plötzlich einen unbändigen Drang in seinen Noppen. «Wenn ich den Impuls nicht finden kann, werde ich eben *selbst* einer sein!» Sprach's – und marschierte schnurstracks dem nächsten Abenteuer entgegen.*

* s. rororo-Band 9271 «Unser Körper: Muskeln und Bewegung».

Normaler Stuhlgang – was ist das?

Wichtig ist, daß der Stuhl weich und geschmeidig ist und nicht hart, trocken und bröckelig. Wie oft man Stuhlgang hat, kann sehr verschieden sein. Zwar behauptet der Volksmund, daß man einmal täglich «müssen» solle, tatsächlich aber schwanken die Stuhlgewohnheiten zwischen zweimal am Tag bis einmal in drei Tagen – je nach Beschaffenheit der Nahrung und der Beweglichkeit des Menschen.

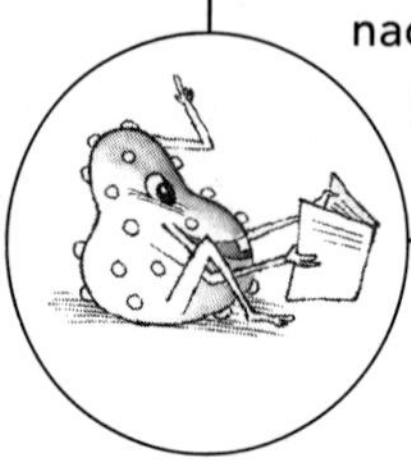

Kapitel 4 Fit statt fett

Lernen beginnt beim Frühstück

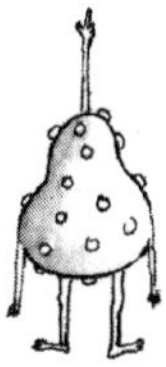

«Wie bringe ich Max bloß bei, daß er morgens richtig frühstücken muß?» Kein Zweifel, Puck wälzte Elternprobleme. Wie Max gehen jeden Tag Hunderttausende von Schulkindern mit leerem Magen in die Schule – in den Taschen Klimpergeld, das noch auf dem Schulweg (spätestens in der Pause) in Backwaren und anderen Süßkram umgesetzt wird. «Wissen Kinder, was sie sich damit antun?» fragte Puck und dachte an die bitteren Klagen der Magenbewohner. Keiner weiß es besser als sie: Wenn Kinder morgens «ungefrühstückt» zur Schule gehen, ist nicht nur ihr Magen leer, auch ihr Leberspeicher hat kaum noch Energiereserven. Dort, in der Leber, wird zwar tagtäglich ein kleiner Energievorrat angelegt – für den Notfall gewissermaßen – aber der ist schnell verbraucht und auf ständigen Nachschub angewiesen.

Anders als bei Erwachsenen erschöpft sich der Energievorrat bei Kindern regelmäßig im Schlaf. Warum? Der Gehirnstoffwechsel von Fünf- bis Sechsjährigen macht keinen Unterschied zwischen Schlafen und Wachen; er verbraucht nachts genausoviel Kohlenhydrate wie tagsüber, wenn die Kinder putzmunter sind. Bei einem Schulanfänger sind das über siebzig Prozent innerhalb von zwölf Stunden; beim Erwachsenen sind es nur 30 Prozent im selben Zeitraum. Kinder brauchen also dringend – und zwar vor Schulbeginn! – ein geeignetes Frühstück, um ihren Leberspeicher wieder aufzufüllen. Wenn dann in der großen Pause noch ein richtig gutes Pausenbrot nachgeschoben wird, sind Wohlbefinden und Leistungskraft voll da, und die Sättigung hält vor bis zum Mittagessen.

Die Magenbewohner hatten Puck sogar eine «Faustregel» für den Vormittag verraten: Je mickriger das erste Frühstück ist, um so nährstoffreicher muß das Pausenbrot ausfallen. Puck hat daraufhin einen Frühstücksfahrplan für die ganze Woche ausgeheckt (zu finden auf Seite 83), doch dann kamen ihm Zweifel. Läßt sich so ein ausgewachsener Frühstücksmuffel wie Max überhaupt dafür begeistern?

Puck kam ins Grübeln. Was ihm besonders zusetzte, war der Gedanke, daß Max nun wohl bald dick und schlapp sein würde – wie so viele Kinder heutzutage... Von Jahr zu Jahr gibt es mehr dicke Kinder an den Schulen. «Sie essen morgens kein Frühstück – und dann essen sie das Falsche», sorgte sich Puck. «Das kann ja nicht gutgehen.» Die Magenbewohner hatten dem Max schon bald ein «happiges» Übergewicht prophezeit. Sie waren überzeugt, daß Übergewicht kaum durch übermäßiges Essen an einigen Tagen entsteht, sondern fast immer durch eine zwar mäßige, aber regelmäßig überhöhte Kalorienzufuhr.

«Schon von 100 Kalorien zuviel am Tag entsteht im Laufe von zwei Monaten ein Kilogramm Körperspeck beim Kind!» hatten die Enzyme gewarnt. Puck wurde ganz mutlos, als ihm einfiel: «Hundert Kalorien zuviel am Tag – das sind ja nur zwei Riegel Schokolade, ein Brötchen oder ein kleines Limonadepäckchen.» Und das hatte Puck mit eigenen Augen gesehen: Der Max verputzte noch viel mehr Naschkram... täglich!

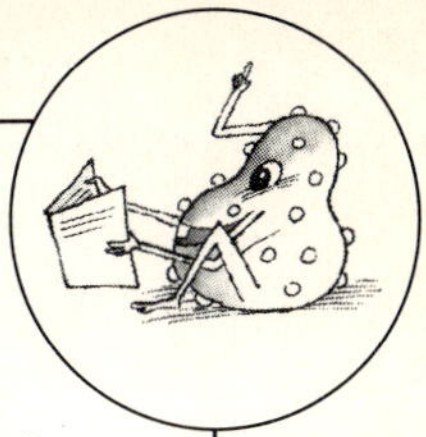

Vollwert-Vorteile auf einen Blick

Arm an Fetten, aber reich an Vitaminen, Mineralien und Ballaststoffen, bringt Vollwertkost für die Gesundheit nur Vorteile mit sich, denn sie

- intensiviert den Kauvorgang und fördert den Speichelfluß,
- erzeugt ein verstärktes Sättigungsgefühl von längerer Dauer,
- bewirkt eine bessere Nährstoffausnutzung (weil durch die hohen Pflanzenfaseranteile der Verdauungsvorgang länger und komplizierter ist),
- wirkt der Entstehung von Übergewicht entgegen,
- unterstützt das Immunsystem und wirkt deshalb präventiv im Hinblick auf Krankheiten.

Wichtig für die Küche: Erhitze nur, was erhitzt werden muß! Und wenn, dann nur bei geringer Hitze, mit wenig Salz und Wasser.

«McVollwert wär einfach gut»

«Warum ißt Max immer bloß Hamburger? Warum versucht er's nicht auch mal mit Tofuburger?» hatte einer der geplagten Spalter gemotzt. «Warum rennt er dauernd zu McDonald's und Burger King? Warum nicht zu McVollwert?» Eine schwierige Frage, auf die Puck auch keine Antwort wußte. Er brachte es nicht übers Herz, den Magenbewohnern zu erklären, daß es eine Freßkette namens

«McVollwert» überhaupt nicht gibt. «Wieso eigentlich? Die Körperbewohner – vom einfachen Spalter bis hin zum Abwehrspezialisten – träumen von nichts anderem als von vollwertiger Ernährung. Warum kommt nicht auch so ein Kettenfritz darauf?» «Der arme Max!» Was dem täglich in Fleisch und Blut übergeht, ist alles andere als vollwertig! Das wußten sogar die Säuremoleküle: «Je natürlicher oder naturbelassener ein Nahrungsmittel ist, desto höher ist auch sein biologischer Wert.»

Aber was nutzt es, wenn die Enzyme und Moleküle mehr darüber wußten als Max? Puck hoffte inständig, daß Max bald erfahren würde, was Puck hier für ihn – und alle anderen kleinen und großen Ernährungsmuffel – zusammengetragen hat. Zum Beispiel die Notiz, daß frische, möglichst unbearbeitete und naturbelassene *Lebensmittel* (Lebens-Mittel!) in der Vollwerternährung absoluten Vorrang haben, wie: Samen, Korn, Obst, Gemüse, Salate, Keimlinge und Quellwasser zum Beispiel. Erst dann folgen die *Nahrungsmittel,* die be- oder verarbeitet sind, wie z.B. Milch, Butter und Käse. «Fleisch, Fisch, Eier sind in kleinen Mengen Zukost, die man benutzt, um die Gemüsegerichte, die die Hauptkost darstellen sollen, zu variieren oder zu vervollständigen», zitierte Puck, eifrig nickend, der Vater der Vollwerternährung, Prof. Kollath.

Natürlich geht es auch in der Vollwertküche nicht immer ohne Töpfe und Pfannen ab. Nicht jeder – schon gar nicht jedes Kind! – verträgt zum Beispiel Rohmilch. Einige Lebensmittel (wie Kartoffeln oder Hülsenfrüchte) sind nur gekocht genießbar; andere wiederum (z.B. grüne Bohnen und Rhabarber) enthalten im rohen Zustand Gifte, die erst durch Kochen neutralisiert werden. Vollwert bedeutet also nicht immer «roh», aber in jedem Fall: frisch, möglichst natürlich gewachsen (also nicht im Treibhaus), möglichst frei von Rückständen und möglichst schonend verarbeitet.

Die wichtigste Empfehlung lautet: Mehrmals täglich und «hauptsächlich» etwas Frisches. Rohes Wurzelgemüse zum Beispiel:

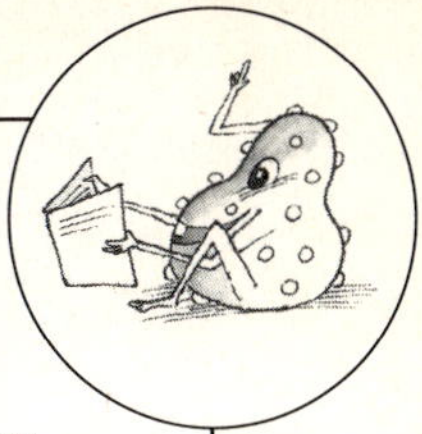

Was ist dran an der Sauermilch?

Sauermilchprodukte (Quark, Naturjoghurt) schaffen durch ihren Milchsäuregehalt ein günstiges saures Milieu im Darm. In diesem Milieu haben Fäulnisbakterien schlechte Chancen, sich zu vermehren – während die Aufnahme einiger Mineralstoffe (Calcium, Magnesium, Phosphor) unterstützt wird. Insgesamt werden saure Milchprodukte leichter und schneller verdaut als Frischmilch, denn durch die Milchsäuregärung findet bereits eine Art Vorverdauung statt.

Obst, frisch gepreßte Säfte! Dazu Brot aus vollem Schrot und Korn, Fisch, wenig Fleisch und wenig Fett, nur selten etwas Süßes. Statt großer Hauptmahlzeiten (die dem Darm zu schaffen machen) gibt's bei «McVollwert» mehrmals am Tag kleinere Portionen! Salat und Gemüse werden nicht «dazu» oder «danach» gegessen, sondern vor jeder Mahlzeit!

«Wenn der Max auf ‹McVollwert› umsteigt, wird er fit statt fett», hatten die Darmbewohner unseren Puck beschworen, «sag ihm das!» Aber Sagen und Tun sind zweierlei. Wie bringt man einen Süßschnabel dazu, etwa die Hälfte der täglichen Nahrungsmenge (bezogen auf das Gewicht) als Frisch- bzw. Rohkost zu verputzen? Selbst wenn diese Menge auch mit «Zufuttern» von frisch geschrotetem oder gekeimtem Getreide (Frischkornmüsli), Nüssen, Rohmilch- oder Sauermilchprodukten sowie milchsauer vergorenem Gemüse erreicht werden kann?

«Das ist gar nicht so einfach», grübelte Puck. «Und wie ich den Max kenne, wird er sich nicht so bald von seinen Limos abbringen lassen – obwohl Mineralwasser, Tee und selbstgepreßte Säfte doch so richtige Gesundheitserreger sind. Wahrscheinlich ist es das beste, den Max ganz langsam an all die guten Sachen heranzulocken.»

Puck wußte, daß fortgeschrittene Anwender der Vollwerternährung nicht nur darauf achten, was sie auf dem Teller haben – sie gucken auch über den Tellerrand hinaus. Dorthin, wo ihre Nahrung heranwächst. Erfolgt die Herstellung nach ökologischem Prinzip? Ist die Tierhaltung artgemäß? Werden umweltverträgliche Technologien eingesetzt?. So wird der Futtermittelimport aus Entwicklungsländern z. B. abgelehnt, weil der Einsatz von Agrarchemie dort noch ungebremst und der Transportweg viel zu weit ist. Macht das Sinn? Puck stellte sich vor, wie ein Erwachsener pro Monat etwa sein eigenes Körpergewicht verzehrt. Im Laufe von 70 Lebensjahren macht das immerhin um die 51 Tonnen Nahrung aus –

Was ist «bio»?

Nicht alles ist Gold, was glänzt – und nicht alles, was das Wörtchen «bio» («biologisch» oder «aus ökologischem Anbau») im Etikett trägt, hat etwas mit vollwertigen Lebensmitteln zu tun. Denn diese Begriffe sind nicht einmal gesetzlich geschützt. Für echte Bio-Qualität bürgen: Naturland, Bioland, Biokreis e.V. Ostbayern, Demeter und Anog. Wer einen Öko-Bauern in der Nähe sucht, erhält gegen 10 Mark Schutzgebühr eine komplette Adressenliste bei:

Stiftung Ökologie und Landbau, Weinstraße Süd,
67089 Bad Dürkheim.

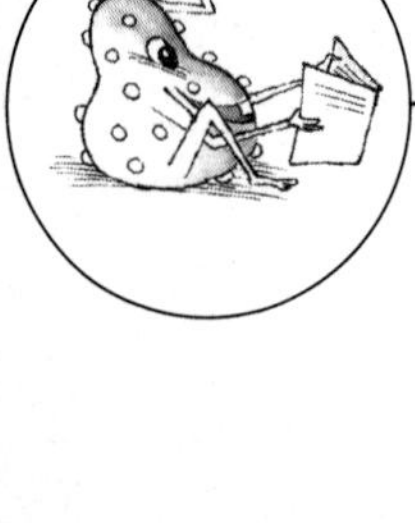

mit einem entsprechenden Anteil an Herbiziden, Fungiziden, Pestiziden, Hormonen, Lagerschutz- und Nachreifungsmitteln und Wachstumsstoffen. Wo bleibt all das Zeug im Menschen? Puck nahm sich vor, bei seiner nächsten Entdeckungsreise der Sache auf den Grund zu gehen. Und auch dem Etikettenschwindel!

Puck war platt, als er in einer Diplomarbeit über «produktbezogene Transportkettenanalyse» auf den «Werdegang» eines Nahrungsmittels stieß: Ein bekannter Fruchtjoghurt, dessen Etikett viel Natur verspricht (ohne Bindungsmittel und Konservierungsstoffe) und dessen Verpackung (Glas) das Öko-Gewissen beruhigt, wurde als Umweltmuffel entlarvt – und zwar durch die Ermittlung der Lastwagenstrecken, die gefahren werden, bis Milch und Erdbeeren, Zucker und Rohbakterien, Glas, Deckel und Etikett zusammengebracht sind und der fertige Joghurt schließlich im Supermarkt steht.

Das Ergebnis? Gut 9000 Kilometer kreuz und quer durch Europa hat so ein schlichter Joghurt hinter sich, bevor er vom Verbraucher ausgelöffelt werden kann. Pro Glas ergaben sich anteilig 14,20 Meter mit dem Lastwagen. Allein für den Transport der Zutaten dieser einen Joghurtmarke gerät jährlich (so hat Diplomandin Stefanie Böge ermittelt) eine halbe Tonne Stickoxyd in die Luft, dazu 35 Kilogramm Ruß und fast genausoviel Schwefeldioxyd. Ein «naturbelassener» Joghurt als Naturbelastung – und das ist nicht im Sinne der Vollwerternährung. Die vollwertige Alternative heißt: den Joghurt selber machen.

Kapitel 5 Vom «Müsli-Erlaß» zur muhenden Schulkuh

Aktionen rund um den Schulkiosk

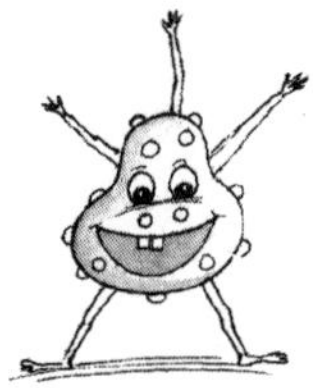

Zwar gibt es in unseren Lehrplänen im Hinblick auf gesunde Ernährung noch reichlich viel weiße Flecken, aber immerhin existiert in Baden-Württemberg seit geraumer Zeit der «Müsli-Erlaß», der den Betreibern von Schulkiosken den Verkauf von Süßkram und anderem Nahrungsschund in den Pausen verbietet. Es gibt bemerkenswerte Modellversuche, die Schule gemacht haben. Landauf, landab scheuen engagierte Pädagogen weder Zeit noch Mühe, ihre Schützlinge auf den Gesundheitstrip zu bringen. Die Einzelbeispiele summieren sich in erfreulicher Weise:

- Puck wäre zu gern dabeigewesen, als in einer *Darmstädter Grundschule* die Klassenlehrerin – immer mittwochs – mit einer Flockenquetsche anrückte: «Zu vollwertigen Müsli-Stunden in Gemeinschaftsarbeit». Anderswo kreuzen Ernährungsberaterinnen als Abgesandte von Krankenkassen in den Schulen auf, um die Kinder für gesundes Pausenfrühstück zu begeistern.
- Im schwäbischen *Wimsheim* (Enzkreis) stand eines Tages ein leibhaftiger Doktor vor der Klasse. Ohne weißen Kittel, aber mit «Schnaufkiste» und Stethoskop ausgestattet, veranstaltete er mit den Schülern Doktorspiele, die ebenso lustig wie lehrreich waren. Sinn

und Zweck war es, das Gesundheitsbewußtsein der Kinder zu wecken, zu fördern und über diesen Weg auch ihre schlechten Frühstücksgewohnheiten zu ändern. Das ist zwar schon ein paar Jahre her, aber diese Aktion wurde als «Wimsheimer Modell» weit über die Landesgrenze bekannt und zum Ausgangspunkt für ein ganzheitliches Vorsorgemodell für Grundschulen – ins Leben gerufen von der ortsansässigen «Gesundheitskasse».

- «Frühstück auf Rädern» gab es in *Bielefeld*. Dort rollten Mitarbeiterinnen der Gemeinnützigen Gesellschaft für Arbeits- und Berufsförderung (GAB) in der großen Pause mit einem «Aktionsmobil» auf dem Schulhof an, um die Grundschulkinder mit Obst, Gemüse, Quarkspeisen, Milchshakes, Fruchtsäften und Vollwertbrötchen zu versorgen. Die Schüler standen Schlange...
- In *Kiel-Mettenhof* praktizierte eine fünfte Hauptschulklasse ein Jahr lang «Gesundheitsförderung». Mit dem Ziel, Gesundheit und Wohlbefinden auf der Grundlage psychosozialer Stabilität zu fördern. Es gab einen Kreativ-Teil, Schulfrühstück und tägliche «Bewegungszeit». Finanziert wurde das Modell gemeinsam von den Klasseneltern und der AOK Kiel.
- In *Flensburg* macht eine Lehrerin mit einer originellen «Futterkiste» von sich reden. Aus einem umfunktionierten Schulkiosk wird nach allen vier Seiten hin Gesundes verkauft. Schule und Schüler sind «voll auf dem Gesundheitstrip» und kümmern sich zusätzlich um die Müllvermeidung.
- «Vollwertpizza» gibt's an der Heinrich-Weber-Schule in *Lemberg*. Gemeinsam mit ihrem Klassenlehrer haben Schüler den Schulkiosk übernommen und reichen seither täglich 200 Portionen Vollkornpizza über die Theke. Es könnten noch viel mehr sein, wenn die Jungen und Mädchen mit der Herstellung nachkämen. Gebacken wird nach den Hausaufgaben. Wer Lust hat, kann mitmachen. Außer der Vollwertpizza sind Müsli, Joghurt und fünf verschiedene Fruchtsäfte zu haben (natürlich in wiederverwertbaren Bechern).

Extrastark: Das Müsli rieselt in den Pausen per Hebeldruck aus dem **Müsli-Spender Marke Eigenbau.** Konstruiert nach einer Idee von Lehrer Bernhard Rödig und ausgeführt im Fach Technisches Werken. Und weil zu einem vollwertigen Müsli noch etwas mehr als nur Getreide gehört, bastelte der findige Lehrer mit der Nachbarklasse gleich noch einen Trockenschrank für alles, was die Obsternte bringt. Beheizt wird dieser Trockenschrank von einem kleinen Öfchen.

- *Die fröhliche Milchkuh.* Ein Gag war bei Entstehung dieses Buches noch «in der Mache»: eine freundlich dreinblickende Milchkuh, aus der sich die Kinder selbst frische Milch zapfen können. Bei jedem Becher, der voll wird, gibt die Kuh ein zufriedenes «Muhhhh» von sich. Wozu der Aufwand? Ganz klar! Um den Kindern frische Milch schmackhaft zu machen...

Geld für Gesundheitsaktionen

Wenn Sie eine gute Idee für ein Ernährungsprojekt haben, es aber nicht durchführen können, weil es mit der Finanzierung hapert – fragen Sie doch mal bei den Krankenkassen in Ihrem Einzugsbereich an. Im Zuge der allseits verstärkten Präventionsbestrebungen im Gesundheitswesen haben Krankenkassen für gesundheitsfördernde Projekte ein offenes Ohr – und manchmal öffnen sie auch den Geldsäckel.

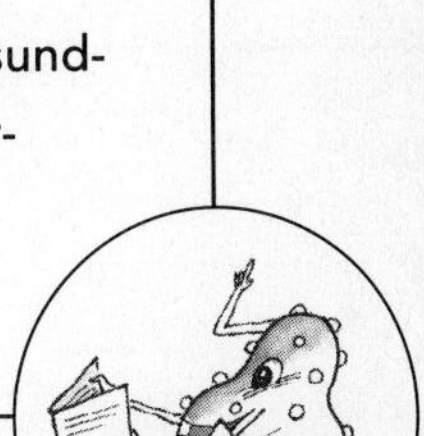

Dies sind nur einige wenige Beispiele. Landauf, landab entwickelt sich eine Gesundheitsszene, die gleichermaßen spannend, kreativ und präventiv (vorbeugend) ist. Puck, der sich gern in den Köpfen phantasievoller Kinder einnistet, meint: Da liegen noch haufenweise die tollsten Ideen brach. Unser kleines Spaßvirus überlegt schon angestrengt, wie es an diese Ideen herankommt. Vielleicht durch das Preisausschreiben am Ende dieses Buches (s. S. 88)...? Doch zuerst will Puck einen Impuls zum Mitspielen geben – für alle, die Spaß mit ihm haben wollen.

Kapitel 6 Ernährung mit Spiel und Spaß

«Endlich Ferien!»

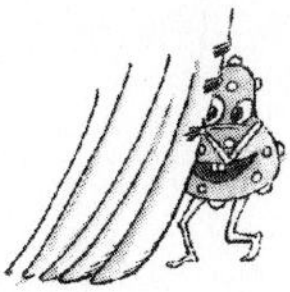

Ein Leib-und-Magen-Sketch mit Puck
und vielen anderen
(**Zeit:** Am Ende eines Kindergeburtstages
Ort: Im Magen von Max)

Mitspieler, Kulissen und Garderobe

PUCK: hat ein grünes Gesicht mit roten Punkten und trägt ein weites grünes T-Shirt mit roten aufgemalten Noppen (und dicken Kissen darunter, damit's schön rund wird).

MICK SPALTER: hat ein gelbes Gesicht mit tiefen Sorgenfalten. Er trägt ein gelbes T-Shirt mit aufgemaltem Hackebeilchen.

DER PFÖRTNER: trägt eine Schirmmütze mit der Aufschrift «Pförtner» und eine Kelle.

DIE RIESENGROSSEN MOHRENKÖPFE: sind auf Pappkartons aufgemalt und ausgeschnitten; sie werden von den Kindern wie ein Schild getragen (sie sollten so groß sein, daß man von den Kindern nur die Beine sieht – Sehschlitze nicht vergessen!).

DIE BONBONS: sind buntgekleidete Kinder, die in Papier oder Stoffhüllen stecken (oben und unten mit bunten Bändern zubinden und Öffnungen für Augen, Nase und Mund vorsehen).

Lakritzstangen: Etwa 20 cm breite Zeitungspapierstreifen werden aneinandergeklebt und von beiden Seiten schwarz bemalt. Das Ende um ein Holzstöckchen kleben. Wenn dann noch die Kinder, die damit herumwirbeln, etwas Schwarzes anhaben und sich die Gesichter schwarz anmalen, ist es perfekt.

Hamburger: wird auf Pappe gemalt und ausgeschnitten – oder aus Pappmaché gebastelt.

Die 6 aus der Mathearbeit: wird groß und leuchtendrot auf Pappe gemalt und ausgeschnitten.

Die Cola-Flasche: wird ebenfalls riesengroß auf Pappe gemalt, ausgeschnitten und dem Spielkind vor den Bauch gebunden (falls man vom Kind nur die Beine sieht, Sehschlitze vorsehen).

Chips: werden ebenfalls aufgemalt und ausgeschnitten.

Der Speisebrei: Alte Laken oder Tücher werden mit Lebensmitteln in Übergröße bemalt. Unter den Tüchern sind einige Kinder versteckt, die das Ganze in Bewegung bringen. Mal heben sie die Tücher von unten mit den Händen hoch. Mal «buckeln» sie, mal strecken sie die Tücher mit Händen und Füßen hoch.

Die Speiseröhre: Dafür nehmen wir einen Eimer, auf den eine leuchtendrot angemalte Pappe gelegt wird. Darüber hängt ein Schild «Speiseröhre».

Der Fettbrocken: ist ein Hocker, über den ein weißes Laken ausgebreitet wird. Darauf steht «Fett».

Mick Spalter steht in der Mitte und übt Karateschläge. Um ihn herum «suppt» der Speisebrei. Links ist eine große, rote, runde Öffnung mit einer Klappe (ein zugedeckter Eimer). Darüber ein Schild: «Speiseröhre». Rechts ein großer Fettbrocken (ein Hocker mit einem weißen Laken darüber, auf dem das Wort «Fett» steht).

MICK: Hua! Hu! Ha! *(Verteilt Hiebe in alle Himmelsrichtungen.)*

PUCK: *(hüpft neugierig herbei)* Hei! Du da!

MICK: *(macht eine heftige Abwehrbewegung)* Komm mir nicht zu nahe! Ich bin sauer!

PUCK: Warum denn?

MICK: Blöde Frage. Weil ich ein Magensäuremolekül bin. *(Verzieht das Gesicht, als hätte er in eine Zitrone gebissen.)*

PUCK: *(hüpft noch ein bißchen näher)* Ich mag Saures. Sauer macht lustig.

MICK: *(drohend)* He, mach mich nicht an! Sonst zersetze ich dich. Oder willst du lieber gespalten werden?

PUCK: Warum bist du so ätzend zu mir? Ich bin doch ein Spaßvirus.

MICK: Daß ich nicht lache! *(macht eine Bewegung zum Speisebrei)* Mir macht's schon lange keinen Spaß mehr. Das ist jetzt schon der dritte Kindergeburtstag in dieser Woche! Nichts als Mohrenköpfe, Pommes und Limo. *(Der Speisebrei bewegt sich heftig.)*

(schreit) Ich kann diesen Fraß nicht mehr sehen! Alles Schrott! Und Max, dieser Kotzbrocken...

(In diesem Moment purzeln die riesengroßen Mohrenköpfe herein. Mick außer sich:) NNNNEINNNNN!!! Nicht schon wieder! Nicht schon wieder Mohrenköpfe!!!»

PUCK: *(traut sich ganz nah heran, streckt die Zunge weit heraus und leckt an einem Mohrenkopf)* Schmeckt nicht schlecht...

MICK: Ist aber schlecht! Der reine Zucker. Räuberzeugs! Klaut die letzten Vitamine aus dem Körper! Das Zeug bringt mich noch um!!!

(In diesem Moment prasseln kichernd und kreischend die Bonbons in den Magen und rempeln Mick an.)

AUUUUUUUUUUUUUAAAAAAAAA! AUUUUU!

(Mick faßt sich ans Kreuz) Dieser schreckliche Max! Schluckt alles! Kaut nichts! Ohne Rücksicht auf Verluste!

PUCK: *(zaghaft)* Aber Bonbons darf man doch nicht kauen... *(erschrocken)* PASS AUF!

(Jetzt fliegen die Lakritzstangen auf Mick zu, der verwickelt sich und fängt an zu japsen.)

MICK: *(kämpft mit den Lakritzstangen und streckt eine geballte Faust in die Höhe)* Aufhören! Aufhören, habe ich gesagt!!! *(hat sich von den Lakritzstangen befreit, winkt ächzend Puck heran; der stakst vorsichtig herbei)* Da! Guck dir das an!

(Beide stehen mit dem Rücken zum Publikum. Mick lüpft etwas Speisebrei hoch und zeigt nach unten.)

Sieh dir das an!

PUCK: *(erschrocken)* Oje! Das ist aber gar nicht lustig!

MICK: Das sind meine Brüder und Schwestern. Magensäuremoleküle wie ich! Sieh sie dir an! Entkräftet. Verschüttet. Angeschlagen. Ich... ich bin der einzige, der in diesem Mischmasch übriggeblieben ist.

(Der Speisebrei bewegt sich heftig.)

PUCK: Das ist ja ätzend!

MICK: *(zuckt zusammen)* Gut, daß du das sagst. *(Fängt wieder wie wild an zu spalten. Macht sich an dem Fettklumpen zu schaffen.)* Diesen ekligen Brocken muß ich auch noch spalten.

(In diesem Moment fliegt die große rote 6 in den Speisebrei.)

PUCK: *(erschrocken)* Was ist denn das?

MICK: Ha! Das ist die neue Sechs aus der Mathearbeit. Na, die kann hier liegenbleiben, bis sie schwarz wird. Die spalte ich nicht.

PUCK: *(traurig)* Der arme Max. Er übt doch immer so fleißig. Aber die Zahlen wollten ihm einfach nicht in den Kopf hinein...

MICK: *(grimmig)* Kein Wunder, wenn er sich das Gehirn dauernd mit Süßkram verkleistert. So was kommt von so was.

(giftig) Ha! Das hat er nun davon: eine Sechs. Hahahaha. Soll ich dir mal was flüstern? Kinder, die abends nicht immer so spät schlafen gehen und morgens gesund frühstücken, schreiben keine Sechsen. Häm! Häm! Jedenfalls nicht eine nach der anderen...

PUCK: *(entsetzt)* Ist das wahr? Schreibt der Max eine Sechs nach der anderen?

MICK: So wahr ich Zerspalter bin.

PUCK: Ach... ach... der arme Max... ob er wohl deshalb immer so im Schlaf ächzt und stöhnt? Kein Wunder, daß er morgens keinen Hunger hat – wenn ihm so eine gemeine Sechs zu schaffen macht.

MICK: *(unbeirrt)* Papperlapapp. Der macht sich mit all dem Naschkram kaputt. Wie sollen denn da seine kleinen grauen Zellen *(Mick bohrt sich mit spitzem Zeigefinger an der Stirn)* funktionieren können?! Wenn er wenigstens sein Pausenbrot nicht immer wegschmeißen würde!!!

(Die 6 wird vom Speisebrei gehoben und gesenkt. Und jetzt bewegt sich auch noch die Cola-Flasche auf den Magen zu, dazu singt eine Stimme:)

STIMME: Eisgekühlte Coca-Cola. Coca-Cola eisgekühlt. Eisgekühlte Coca-Cola...

MICK: *(schreit)* MORD! Das ist MORD!

(Geht in die Knie. Ein Hamburger fliegt ihm um die Ohren. Der Speisebrei rumort...)

PFÖRTNER: *(betritt schnaufend die Szene. In der Hand hält er eine Kelle mit der Aufschrift* HALT.)

PUCK: Wer ist denn das?

MICK: *(schadenfroh)* Der Pförtner. Jetzt wird's ernst. Ich glaub, im Darm wird gestreikt.

PFÖRTNER: *(mit Amtsmiene)* Alle mal herhören! Gefahr im Anzug.

Zweihundert Zentimeter Darmstau in Richtung Ausgang. Die Darmzotten sind verklebt! Die Enzyme streiken! Die Körperfeinde geraten außer Kontrolle! Und die Galle... die Galle... *(in diesem Moment spritzt ein grüner Strahl – gefärbtes Wasser aus einer Spritzpistole – in die Gegend)*... die Galle läuft auch schon über. *(Der Speisebrei «schwappt» auf und nieder.)*

MICK: *(kann sich kaum noch halten, schreit)* AUFHÖREN!

(Rafft mit letzter Kraft Chips und Lakritzstangen zusammen, stopft sie in die Öffnung der Speiseröhre und drückt gemeinsam mit dem Pförtner die Klappe zu.)

PFÖRTNER: *(setzt sich vor der verschlossenen Klappe in Positur. Dreht sein Schild um. Auf dem Schild steht:* «Das war's!»)

PUCK: *(blickt sich verwirrt um)* Wo ist das ganze Zeug hin? Es ist so leer im Magen...

MICK: *(hält die Hand ans Ohr; lauscht)* Hörst du's?! Jetzt muß Max alles wieder rausspucken. *(parodierend)* Spuck! Spei! Würg!

PFÖRTNER: *(seufzt schwer)* Das hätte nun wirklich nicht sein müssen. Aber der Junge kann's einfach nicht lassen... diese elende Nascherei...

MICK: *(grinsend, macht das V-Zeichen)* Fein. Jetzt gibt's endlich mal wieder zwei Tage Haferschleimsuppe... Und Kräutertee... Und Zwieback... Ha, und wie den Max in seinem Bettchen die Zwiebackkrümel pieken werden...

PFÖRTNER: *(macht es sich bequem, schiebt die Mütze ins Gesicht)* Kann uns doch egal sein. Wir haben ENDLICH FERIEN!!!

PUCK: Na dann – erholt euch gut. Ich spring mal eben ins Oberstübchen und aktivier die kleinen grauen Zellen. Vielleicht läßt sich beim Max ja doch noch was machen... *(Hüpft davon.)*

Lauter lustige Spiel- und Bastelvorschläge

Wir pflanzen einen Obstbaum. Ein «richtiger» Baum ist aus Pappe und Leisten zusammenzuzimmern – so hoch, daß Kinderhände gerade noch an die unteren Zweige langen können. Dieser Baum bekommt eine schöne braune Rinde aus Fingerfarben (helleres und dunkleres Braun ineinanderwischen) und wird – nachdem die Farbe getrocknet ist – in einen großen Topf (oder Wassereimer) voll Erde gesteckt. Die Baumkrone sollte mit Nägeln und Bindfaden an der Wand befestigt werden, damit der Baum auch wirklich nicht stürzen kann. Und dann kommt das Beste: Die Kinder malen, kneten oder kleben ihr Lieblingsobst und hängen es an den großen Obstbaum, der natürlich einen Ehrenplatz im Kindergarten oder Klassenzimmer haben muß.

Der Vollwert-Expreß. Aus Schuhkartons werden eine Lok und sechs Waggons in unterschiedlicher Größe gebastelt. Die Lok braucht eine Menge «Energie», um voranzukommen. Deshalb werden die Waggons mit entsprechenden Lebensmitteln gefüllt. Wenn diese Lebensmittel nicht gemalt oder gebastelt sind, sondern vorher frisch eingekauft wurden, kann gemeinsam überlegt werden, welche Speisen man daraus machen kann... und das ergibt den Inhalt der nächsten Aktion.

Die Gesundheits-Illu. Die Kinder stellen eine große Wandzeitung her mit Collagen, Zeichnungen, Gedankensplittern und Texten «rund um die Gesundheit» – und das Gegenteil davon. Auch die «Gesundheits-Illu» bietet reichlich Stoff zu Gesprächen über Ernährung, Bewegung, Rauchen usw.

Das Hasenfrühstück. Die Kinder finden alle Obst- und Gemüsesorten heraus, die Hasen gern fressen, und kaufen sie ein. Aber natürlich sind Kinder keine Häschen, die alles gleich verputzen. Für unser «Hasenfrühstück» sind einige Vorbereitungen zu treffen, zum Beispiel

- eine Papiertischdecke mit selbstgemalten (oder ausgeschnittenen oder aufgeklebten) Hasenmotiven anfertigen; farbige Servietten mit einem selbstgefertigten Hasenmotiv ausschneiden,
- einen Strauß aus grünen Blättern, wilden Blumen und Gräsern (notfalls auch Sträuße aus «Möhrenkraut») auf den Tisch stellen,
- den Tisch mit Grashalmen dekorieren,
- ein paar (schon vorher zubereitete) leckere Quark-Dips in hübschen Schälchen dazustellen,
- das Obst und Gemüse waschen,
- einen Teil davon in Stäbchen schneiden (zum Dippen) und
- den anderen Teil zu Rohkostsalaten verarbeiten und mit Salatblättern dekorieren. Natürlich drehen sich die Tischgespräche beim «Hasenfrühstück» auch darum, warum Hasen ihre ganz spezielle Nahrung brauchen und warum Gemüse auch für die Ernährung der Kinder besonders wichtig ist.

Der leere Frucht-Platz. Die Kinder sitzen im Kreis, jedes hält eine Frucht in der Hand, die es möglichst auch pantomimisch darstellen soll. Das Kind neben dem freien Platz ruft: «Mein rechter Platz ist leer, ich wünsche mir den... her.»
Dabei beschreibt das Kind mit seinen Händen die gewünschte Frucht, bis das Kind mit der richtigen Frucht den Platz einnimmt und weitermacht.

Das Obst-Gemüse-Riech-Spiel. Kinder mit verbundenen Augen ergreifen, ertasten und erriechen die in einem Korb liegenden Obst- und Gemüsesorten.

Das Geschmacks-Klavier. Eine undurchsichtige Schüssel wird mit lauter kleingeschnittenen Lebensmitteln (Obst, Gemüse, Brot, Käse, Nüsse, Trockenobst usw.) gefüllt. Dann wird ein sauberes Geschirrtuch darübergedeckt. Die Mitspieler bekommen nacheinander die Augen verbunden. Das Kind mit der Augenbinde bekommt auf einem Löffel ein Stückchen aus der Schüssel zu essen und muß durch Kauen und Schmecken herausbekommen, worum es sich handelt. Wer die meisten richtigen Antworten hat, gewinnt. Am einfachsten ist es, wenn vor dem Spielbeginn eine Liste mit den Namen aller Mitspieler und aller Geschmacksproben vorbereitet wird. So kann gleich beim Probieren für jede richtige Antwort ein Kreuz und für jede falsche ein Kreis eingetragen werden.

«Eat-Art». Mal etwas anderes – auch im Kunstunterricht. Wer sagt denn, daß im Kunstunterricht der Grundschulen immer nur gemalt, gebastelt und modelliert werden muß? Auch das kreativ gestaltete Frühstücksbrot hat seine Berechtigung. Mit bunten Lebensmitteln (z. B. rotem, grünem und gelbem Paprika, weißem Rettich, schwarzen Oliven usw.) werden «Bilder» auf dem Brot gestaltet:

- Statt einer Leinwand wird eine dunkle Scheibe Vollkornbrot «grundiert» – mit weißem oder rosa (Paprika!) getöntem Quark oder hellgrünem (Avocado!) Aufstrich.
- Ein «Blumenbrot»? Kein Problem. Nicht nur Paprikaschoten haben genügend farbige Fläche zum Ausschneiden.
- Ein Mosaik? Ein Fisch? Oder eine Maus beim Käsenaschen? Porträts? Oder etwas «Expressionistisches»? Mit Zucchinischeiben, Tomatenschnitzeln, Salat, Mais, Kresse, Radieschen, Oliven lassen sich die tollsten «Bilder» zaubern.

Kapitel 7 Pucks Leib-und-Magen-Rezepte

Pizza-Smileys

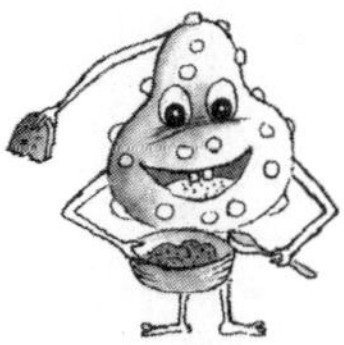

Zutaten (für 1 große Pizza): 250 g Dinkel- oder Weizenvollkornmehl, ½ Würfel Backhefe, ¼ l warmes Wasser, 50 g Margarine, 50 g geriebener Edamer, 175 ml Milch, 1 TL Meersalz, 1 kleine Zwiebel (feingehackt), 1 Knoblauchzehe

Belag: 4 Tomaten (zu Mus gekocht), 2 TL Tomatenmark, 1 TL Olivenöl, 1 TL Basilikum, 50 g Mozzarella, Oliven für die Augen, Broccoli, grüne oder gelbe Paprikastückchen, Champignons, Zucchinischeiben, Kresse

Und so wird's gemacht: Die Hefe unter das Mehl mischen. Butter ins Mehl bröseln und die Hälfte des Edamers zugeben. Nach und nach die Milch einarbeiten, bis der Teig fest ist. Während der Teig geht, werden Zwiebeln und Knoblauch in Öl glasig «angeschwitzt». Tomaten, Zwiebeln und Basilikum zugeben und fünf Minuten lang mit «anschwitzen» lassen, danach das Ganze beiseite stellen. Nun wird der Teig zu einer Platte von 25 cm Durchmesser ausgerollt, auf ein gefettetes Blech gelegt und mit dem restlichen Käse bestreut. Jetzt kommt das, was am meisten Spaß macht. Die Füllung wird auf den Pizzaboden verteilt und mit Mozzarella belegt. Aus Gemüse, Kresse und Käse werden Augen, Nase, Mund, Ohren, Haare (Bart?) dekoriert.

Dann wird der Pizza-Smiley bei 200 Grad (Gas Stufe 4) 25–30 Minuten gebacken.
Natürlich lassen sich aus dem Teig statt eines einzigen großen Smileys auch mehrere kleine mit unterschiedlichem Gesichtsausdruck machen.

Vanille-Apfel-Männchen

Zutaten (für 6 Puckis): 6 Äpfel, ½ l Zitronen-Honigwasser (Saft einer Zitrone und 2–3 EL Honig), 6 Tortelettes (z. B. Vollkornmürbteig), 250 ml Milch, ½ Päck. Vanille-Puddingpulver, 1 EL Honig, 125 g Quark, 50 g gehackte Nüsse, Rosinen (ungeschwefelt), Nüsse, Pistazien, Obst.

Und so wird's gemacht: Die Äpfel schälen, Kerngehäuse ausstechen, ins kochende Honig-Zitronenwasser geben und 10 Min. ziehen lassen. Dann die Äpfel herausnehmen, auf Tortelettes setzen und mit Nüssen und Rosinen füllen. Jetzt wird der Vanillepudding gekocht. Unter den noch warmen Pudding wird Quark gerührt und die Masse über die Äpfel gegossen. Zum Schluß werden die «Puckis» unterschiedlich garniert.

Bananenfüßler

Zutaten: 4 feste Bananen, 1 Ei, 1 Prise Zimt, Kokosraspeln, 100 g Mandelstifte, 3 Kiwis, 1 Apfelsine (oder Clementinen, Kirschen), Rosinen, 20 g eingeweichte Haselnüsse, 16 Zahnstocher, etwas Butter zum Braten.

Und so wird's gemacht: Bananen schälen, das Ei mit einer Gabel schlagen und den Zimt dazugeben. Nun die ganzen Bananen zuerst in Ei, dann in Kokosraspeln wälzen. Etwas Butter in der Pfanne zergehen lassen und die Bananen bei schwacher Hitze rundum braun braten. Dann die Bananen längs halbieren und Mandelstifte als Füße seitwärts hineinstecken.
Für den Kopf werden Kiwis und Apfelsinen geschält. Als Kopf je ein etwa 2 cm dickes Stück Kiwi oder Apfelsine mit 2 Zahnstochern auf den Bananenhälften befestigen. Auf jeden Zahnstocher eine Rosine als Auge stecken und obenauf eine Haselnuß spießen.

Teigmäuschen aus vollem Korn

Zutaten (für 30 Stück): 50 g Walnuß- oder Haselnußkerne, 100 g Weizen (Nacktgerste, Nackthafer oder Naturreis), Vanillepulver, 50 g Butter, 100 g Honig, 50 g feine Haferflocken, Korinthen.

Und so wird's gemacht: Die Nüsse grob reiben und in einer trockenen, schweren Eisen- oder Edelstahlpfanne 3 bis 4 Minuten bei mittlerer Hitze unter gelegentlichem Wenden rösten. Inzwischen das Getreide mehlfein mahlen. Mehl und Vanille zu den Nüssen in die Pfanne schütten und alles zusammen unter Rühren ca. 5 Minuten bei schwacher Hitze rösten. Die Herdplatte ausschalten. Butter und Honig hinzufügen. Wenn die Butter geschmolzen ist, alles in der Pfanne gründlich vermengen, die Haferflocken dazugeben und gut unter die Mischung rühren. Die Masse abkühlen lassen, bis sie sich anfassen läßt.
Aus der noch warmen Mischung Kugeln formen und aus den halbierten Mandeln Ohren aufsetzen. Zum Schluß die Korinthen als Augen vorsichtig hineindrücken. Einige Stunden auskühlen lassen.

Dino-Knödel

Zutaten (für 4 Personen): 250 g Grünkern (mittelfein geschrotet), ½ l Gemüsebrühe, 1 kleine Zwiebel, 1 Ei, Petersilie, Kräutersalz, Pfeffer.

Und so wird's gemacht: Den geschroteten Grünkern in die Gemüsebrühe rühren und aufkochen lassen. 10 Minuten quellen lassen und abschmecken. Dann die Zwiebel feinschneiden, in wenig Fett dünsten und mit den Gewürzen und dem Ei unter die Grünkernmasse geben. Sollte die Masse zu weich sein, etwas Weizenkleie oder Paniermehl dazugeben.

Tortofant

Zutaten: 300 g Vollkornzwieback, 150 g Butter, 80 g Honig.
Und für die Füllung: 500 g Magerquark, 100 g Honig, 1 Msp. Vanille, Saft einer Zitrone, 1 Pck. Gelatine, ¼ l Sahne.
Garnitur: 30 g Honigmarzipan, Kürbiskerne, Sonnenblumenkerne, Rosinen, Pistazien, einige Stücke Obst (Kiwi, Erdbeeren o. ä.) und eine Backpflaume.

Und so wird's gemacht: Zwieback fein mahlen und mit Butter und Honig gut verkneten. Ca. 40 g davon abnehmen, den Rest mit Hilfe eines Springformrandes auf einer Tortenplatte fest andrücken. Dann wird der Quark mit Honig, Vanille und Zitronensaft glattgerührt. Die Gelatine laut Packungsanweisung quellen lassen und – leicht erwärmt – unter den Quark rühren. Die Sahne steif schlagen und unterheben, dann die Quarkcreme einfüllen, garnieren und im Kühlschrank 2 Stunden erstarren lassen.

Für die Garnitur Marzipan zu ganz dünnen Rollen formen. Damit den Umriß eines Elefanten (mit Hilfe einer Schablone) auf die Torte legen. Dann wird der Körper mit dem Rest der Zwiebackkrümel ausgefüllt. Für das Auge des Elefanten wird ein Stück von der Backpflaume ausgeschnitten. Diese Torte kann man sehr gut schon einen Tag vorher zubereiten.

Frühstücks-Sonne

Zutaten: 100 g Weizenvollkornmehl, 1 Ei, 300 ml Milch, 30 ml Öl (2 TL), 1 Orange.

Und so wird's gemacht: Omelettepfanne erhitzen und einige Tropfen Öl hineingeben. Genug Teig einfüllen, um den Boden gerade zu bedecken. Gut 1 Minute goldbraun backen. Pfanne schütteln, um den Pfannkuchen zu lösen. Wenden. Orangenstückchen (evtl. enthäuten) strahlenförmig um das Omelett legen. Ungeschwefelte Rosinen dazwischengeben.

Gemüseschiffchen

Zutaten: 6 kleine Zucchini, 1 feingehackte Zwiebel, 1 zerdrückte Knoblauchzehe, 1 kleingehackte Paprika, 1 EL Olivenöl, 150 g gekochter Naturreis, 1 TL Erdnußcreme.

Und so wird's gemacht: Den Reis rund 20 Minuten köcheln. Zucchini 5 Minuten blanchieren, längs halbieren, das Fruchtfleisch herauskratzen und feinhacken. Zwiebel, Knoblauch, Paprikaschote und Zucchinifleisch in Öl fünf Minuten andünsten, danach mit Reis und Erdnußcreme vermischen. Die Zucchinihälften damit füllen und in einem feuerfesten Geschirr zugedeckt bei 180 Grad 25 Minuten garen.

Druiden-Schweiß

Zutaten: 2 Flaschen weißer Traubensaft, 1 Flasche Mineralwasser, 3 ungespritzte Zitronen, etwas Honig.

Und so wird's gemacht: Die Zitronen gründlich abwaschen und abtrocknen. Dann die Zitronenschalen abreiben und mit dem Traubensaft in einen Krug geben. Gut umrühren und kaltstellen. Vor dem Einschenken das kalte Mineralwasser dazugeben und nach Geschmack Honig verwenden.

Drachen-Punsch

Zutaten (für 12 Gläser): 6 Kiwis, ¼ l Ananassaft, ¼ l Orangensaft, ¼ l Zitronensaft, 1 Flasche Mineralwasser (0,7 l), zerkleinertes Eis.

Und so wird's gemacht: Zuerst die geschälten Kiwifrüchte in dünne Scheiben schneiden und mit den kalten Fruchtsäften in ein Bowlengefäß geben. Dann die Bowle für zwei Stunden in den Kühlschrank stellen. Vor dem Servieren nur noch die Eiswürfel dazugeben und die Bowle mit Mineralwasser auffüllen – *aber nicht mehr rühren.*

Übrigens: Nach Kindergeburtstagen und sonstigen fett- und zuckerreichen Anlässen ist ein «gemüsiger» oder «fruchtiger» Tag eine Wohltat für den Körper.

Frühstücks-Fahrplan für eine Woche

Um Max und alle anderen Kinder auf den (gesunden) Geschmack zu bringen, hat Puck «Frühstücksbausteine» zusammengetragen. Allerdings wollen die meisten Kinder, wenn sie erst mal alles probiert haben, am liebsten immer ihre Lieblingsgerichte. Und die können sie haben – bei so gesunden Zutaten.

1. Tag

Frühstück: Ein Müsli aus 2 EL grob geschrotetem Getreide (Sechskornmischung), 3 EL Wasser, 1 TL Honig, 1 Becher Naturjoghurt, etwas Zitronensaft, ½ Banane, ½ Apfel, ½ Orange. Dazu: 1 Tasse Milchkakao.
Pausenfrühstück: 1 Scheibe Weizenvollkornbrot, Butter, 1 Scheibe Käse, 5 Radieschen.

2. Tag

Frühstück: 1 Sesamvollkornbrötchen, Butter, 1 Scheibe gekochter Schinken, ½ Banane, Zimt. Die Brötchenhälften mit Butter bestreichen, mit Schinken belegen, jedes vierteln und mit Bananenscheiben belegen, mit Zimt bestäuben. Dazu: 1 Glas Orangensaft (ungesüßt und am besten frisch gepreßt).

Pausenfrühstück: 1 Scheibe Weizenschrotbrot, Butter. Brot streichen, teilen, dazwischen Rohkost wie Gurkenscheiben, feste Tomatenscheiben, Paprikastreifen. Dazu Karotten und 0,2 l Buttermilch.

3. Tag

Frühstück: 1 Scheibe Roggenschrotbrot, 1 Portion Doppelrahmfrischkäse (70 % Fett i. Tr.), 1 Banane.
Dazu: 1–2 Tassen Früchtetee, 1 TL Honig. Rosinenvollkornbrötchen, 1 geh. EL Speisequark gemischt mit 1 TL Fruchtaufstrich (ohne Zuckerzusatz).
Pausenfrühstück: Vollkorncroissant, 1 Birne.

4. Tag

Frühstück: Rührei (1 Ei, 2 EL Milch) vom gesunden «Mistkratzerle», gewürzt mit Salz, Pfeffer und Schnittlauch. Butter, 1 Scheibe Roggenvollkornbrot, 1 Salatblatt, 1 Tomate. Dazu: 1 Tasse Kräutertee, 1 Scheibe Weizenvollkornbrot, Butter, Magerquark mit Kräutern und Gewürzen.
Pausenfrühstück: Früchtekefir aus 150 g Erdbeeren, 3 EL Mineralwasser, 1 TL Honig, Vanillepulver, 250 g Kefir.

5. Tag

Frühstück: 1 Glas Vollmilch oder 1 Tasse Kakao (Vollmilch) oder 1 Glas Orangensaft (ungesüßt) oder Früchtemilch aus 1 Banane, ½ ausgepreßten Zitrone, Vanillepulver, ⅛ l Vollmilch.
Pausenfrühstück: 1 Roggenstange. Apfel-Möhren-Rohkost aus 125 g Möhren (geraspelt), 1 Apfel (geraspelt), 1 ½ EL Zitronensaft, Pfeffer aus der Mühle, ½ EL Sonnenblumenöl, 10 g Haselnußkerne.

6. Tag

Frühstück: 1 Banane und etwas Magerquark schaumig schlagen. Etwas Zitronensaft und 1 TL Honig dazugeben. 3 EL grobe Haferflocken unterheben. Mandeln, Nüsse darüberreiben. Mit frischen Fruchtstückchen verzieren. Dazu: 1 Tasse Früchtetee.
Pausenfrühstück: 1 Vollkorncroissant, 1 Glas Apfelsaftschorle aus ¼ l Apfelsaft, ¼ l kohlensäurehaltigem Mineralwasser (Rest im Kühlschrank für den Nachmittag aufheben).

Pucks Sonntagsfrühstück

Starke Waffeln aus Getreideflocken

Zutaten: insgesamt 250 Gramm Weizenflocken, Roggenflocken, Haferflocken, Buchweizenflocken (ungeschält) und Hirseflocken (ungeschält) frisch aus der «Flockenquetsche» mit Wasser dünnflüssig anrühren (wer will, mag 1 Ei dazuschlagen, es geht aber auch ohne). Nach Geschmack würzen (z. B. mit Zimt und Honig oder pikant mit Kräuterwürze).

Und so wird's gemacht: Die Waffeln werden mit dem Waffeleisen gebacken und lassen sich sehr gut einfrieren; sie schmecken wie frisch, wenn sie beim oder nach dem Auftauen im heißen Waffeleisen kurze Zeit nachgebacken werden.

Kapitel 8 Was ißt Puck, um gesund zu bleiben?

Ein unendliches Preisausschreiben für Kinder mit Köpfchen

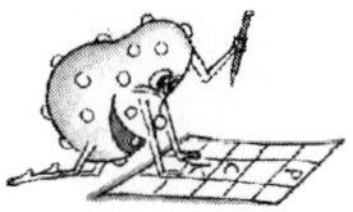

Wovon ernährt sich eigentlich so ein kleines Spaßvirus? Was hält unseren Puck fit und munter? Wir – das heißt, alle, die an diesem Buch beteiligt waren – haben uns den Kopf darüber zerbrochen und es doch nicht herausfinden können. Wovon lebt Puck? Von seiner guten Laune? Wir haben den Winzling auf allerhand abenteuerlichen Wegen begleitet – aber nie haben wir ihn etwas essen oder trinken sehen. Merkwürdig... Ist Puck vielleicht ein heimlicher Fresser? (Rund genug ist er ja!) Oder hat er in seinen roten Noppen lauter kleine Energievorräte versteckt? Kurz und gut, wir haben hin- und herüberlegt und sind zu dem Schluß gekommen: Eine so schwierige Frage können nur Kinder beantworten. Deshalb bitten wir alle Leser, Kinder und deren Freunde aus der Kindergartengruppe oder der Schulklasse zum Mitmachen zu bewegen – zum Mitmachen bei unserem unendlichen Preisausschreiben «Was ißt Puck, um gesund zu bleiben?»

Nun warten wir gespannt auf die Post. Egal, ob uns Zeichnungen, Collagen, geknetete Erbsensuppe oder gestrickte Salatköpfe geschickt werden – wenn es nur witzig, phantasievoll und gesund ist. Die originellsten Einsendungen werden prämiert, zum Beispiel mit

Büchern Spielen Kassetten

Außerdem wird unter allen Einsendern ein ganz besonderer Überraschungspreis verlost (was, wird noch nicht verraten, sonst ist es ja keine Überraschung). Aber: Ihr dürft gespannt sein.

Und weil dies kein gewöhnliches, sondern ein «unendliches» Preisausschreiben ist, werden die Preise jedes Jahr aufs neue verlost – solange es dieses Buch im Handel zu kaufen gibt. Einsendeschluß ist jeweils der 31. Dezember eines Jahres; Einsendungen, die später eintreffen, kommen in die Auswahl und die Verlosung fürs neue Jahr. Alles klar? Dann viel Spaß! Und denkt daran: Gesundheit gewinnt immer.

Auf Post von Kindern im Kindergarten- und Grundschulalter freut sich:

«Puck»
im Büro für wissenschaftliche Publizistik
Teutonenstr. 32b
65187 Wiesbaden

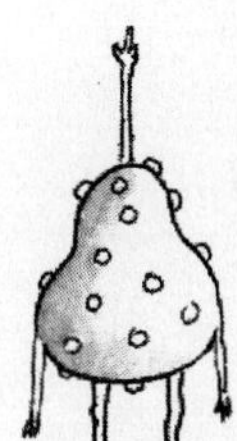

Mit Kindern leben

Praktische Tips, Ideen, Anregungen. Ratgeber für den Umgang mit Kindern im Alltag.

Harris Clemes/Reynold Bean
Verantwortungsbewußte Kinder
Was Eltern und Pädagogen dazu beitragen können
(rororo sachbuch 9132)

Verantwortungsbewußtsein ist ein Pfeiler der positiven Entwicklung aller Kinder, und die Fähigkeit, Verantwortung zu übernehmen, ist ein Schlüssel zur Eröffnung des persönlichen Potentials eines jeden Kindes. Dieses Buch zeigt anhand vieler Alltagssituationen, wie man Kinder in der Entwicklung ihres Verantwortungsgefühls fördern und unterstützen kann.

Selbstbewußte Kinder *Wie Eltern und Pädagogen dazu beitragen können*
(rororo sachbuch 8822)

Selbstwertgefühl ist die Voraussetzung für die positive Entwicklung der menschlichen Fähigkeiten, Beziehungen einzugehen, zu lernen, kreativ zu sein und eigenverantwortlich zu handeln. Es ist gewissermaßen das Bindeglied, das notwendig ist, um die verschiedenen Eigenschaften des Kindes in ausgewogene und persönlichkeitsbildende Strukturen zusammenzufügen.
Obwohl wir alle möchten, daß unserer Kinder ein hohes Maß an Selbstwertgefühl haben, gibt es Zeiten, da auch unsere besten Bemühungen, ihnen ein solches Gefühl zu vermitteln, nichts zu nutzen scheinen.
Dieses Buch versucht , der Ratlosigkeit in solchen Situationen entgegenzuwirken, indem es hilft, Kinder besser zu verstehen und kindliche Verhaltensweisen nachzuvollziehen.

rororo sachbuch

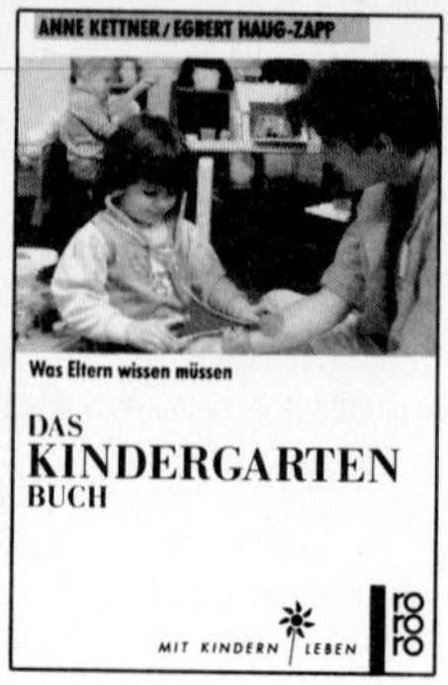

Ein Gesamtverzeichnis der Reihe *Mit Kindern leben* finden Sie in der *Rowohlt-Revue*. Jedes Vierteljahr neu. Kostenlos bei ihrem Buchhändler.

3413/9c

3407/2b